"互联网+"
行业深度落地系列

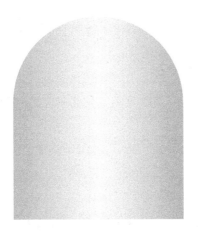

互联网+大健康

重构医疗健康全产业链

吴兴海　杨家诚　张　林　文丹枫◎著

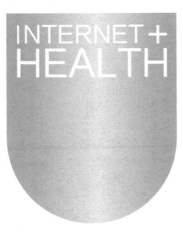

INTERNET+
HEALTH

人民邮电出版社
北　京

图书在版编目（ＣＩＰ）数据

　　互联网+大健康 ： 重构医疗健康全产业链 / 吴兴海
等著. -- 北京 ： 人民邮电出版社，2017.2（2023.5重印）
　　（"互联网+"行业深度落地系列）
　　ISBN 978-7-115-44088-4

　　Ⅰ．①互… Ⅱ．①吴… Ⅲ．①互联网络－应用－医疗
保健事业－研究－中国 Ⅳ．①R199.2-39

　　中国版本图书馆CIP数据核字(2016)第271848号

内 容 提 要

　　本书详细布局"互联网+"时代的医疗健康战略，揭秘"互联网+医疗健康"生态圈，围绕健康大数据、传统零售药店的转型与变革、互联网+健康保险、互联网+健康养老等热门话题进行了深刻论述。本书适合医药行业相关从业者、对"互联网+"感兴趣的读者阅读。

◆ 著　　　　吴兴海　杨家诚　张　林　文丹枫
　　责任编辑　冯 欣
　　责任印制　彭志环
◆ 人民邮电出版社出版发行　　北京市丰台区成寿寺路 11 号
　　邮编　100164　　电子邮件　315@ptpress.com.cn
　　网址　https://www.ptpress.com.cn
　　涿州市京南印刷厂印刷
◆ 开本：700×1000　1/16
　　印张：15　　　　　　　　　　2017 年 2 月第 1 版
　　字数：207 千字　　　　　　　2023 年 5 月河北第 19 次印刷

定价：49.80 元
读者服务热线：(010)81055493　印装质量热线：(010)81055316
反盗版热线：(010)81055315
广告经营许可证：京东市监广登字 20170147 号

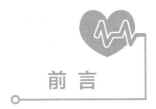

前 言

2015 年 3 月 30 日，国务院正式印发《全国医疗卫生服务体系规划纲要（2015—2020 年）》，指出了我国医疗卫生行业存在的资源总量不足、质量不高、布局结构不合理、服务体系碎片化突出等问题，并明确提出应借助移动互联网、大数据、云计算、物联网等信息化技术，提高医疗健康服务的效率，推动医疗卫生服务模式的升级。

一方面，国家利好政策的相继出台，使得传统医药企业等纷纷发力互联网医疗健康；另一方面，"供给侧改革"以及"新经济"的横空出世，也使得制造业向医疗健康行业转型。在入局者不断增多的情况下，互联网医疗健康行业理所当然地成了"香饽饽"。

互联网的发展赋予了医疗健康产业新的时代特性，二者相碰撞容易催生新的产业形态。医疗健康产业包括医药产品、健康咨询、医疗保险以及养老等多个领域，这对于医疗健康产业发展来说是新的契机，而对互联网发展来说则是全新的市场。

综观目前国内互联网医疗健康领域的入局者，已经形成一定规模的不在少数，其中的佼佼者甚至迈入了估值超过 10 亿美元的"独角兽"行列，比如，挂号网、春雨医生、好大夫、丁香园、寻医问药和平安好医生。

　　其中，挂号网创立于 2010 年，是国家卫生和计划生育委员会批准的全国就医指导及健康咨询平台和国际领先的移动医疗服务平台；到 2014 年，其累计服务的患者数目已经超过 1 亿人，成为了国内最大的互联网就医服务平台；2015 年，挂号网获得由高瓴资本和高盛集团领投的 3.94 亿美元，并更名为"微医集团"；在超群实力的支持下，挂号网不仅通过互联网实现分级诊疗，而且将健康保险等也纳入了布局范围，真正将互联网与大健康结合。

　　而其他的互联网医疗健康平台也具有自己独特的优势，比如春雨医生的用户规模以及活跃度是其他平台难以匹敌的；丁香园拥有强大的医生群体支持；平安好医生背靠平安集团，资金实力雄厚。

　　这些"独角兽"级别的企业，由于入局时间较早且实力强大，因此在发展的过程中都走了"多点布控"的路径，即开展多项业务，尽可能地往"大而全"方向发展。而且，由于互联网医疗健康领域专业性强、进入门槛高，因此入局者也需要尽快建立自己的生态系统，以实现资源互补。

　　但值得一提的是，在布局互联网医疗健康的企业中，也不乏走重度垂直道路的"小而美"型的企业，比如致力于帮助传统零售药店转型的问药和叮当快药。

　　从以上代表企业的实践可以看出，互联网正重构医疗健康产业链，并呈现出蓬勃的发展活力。而从另一个角度来说，互联网与医疗健康的融合能否从根本上改变困扰国计民生的"看病难""看病贵"问题呢？答案是肯定的，我们可以举例来进行说明。

　　比如，智能可穿戴设备能够对用户的健康信息进行长期收集，并通过与人群基准健康数据的对比及时发现用户可能存在的健康风险，实现及时预防诊治。在此基础上，用户的医疗健康开支将以健康管理和疾病预防为主，如此便极大地缩减了治疗疾病的费用。

　　再比如，通过大数据技术，医生可以获得病人的体征数据、疗效数据等多方面的医疗大数据信息，并基于对这些数据的系统综合分析，为病患制定出最佳的临床诊治方案，从而免去了病人重复检查的麻烦、降低了医疗费用，为病患带来了全新的医疗服务体验。

由此可见，互联网不仅可以重构医疗健康全产业链，而且这种重构有望从根本上改变我国的医疗现状，提升医疗健康服务的效率。

2016 年 3 月 17 日，"健康中国"战略被纳入《十三五规划纲要》。将医疗健康问题提高到国家战略的高度，足以看出政府对健康问题的重视。"大健康"与人们的生活息息相关，而"互联网＋大健康"的模式也势必会在未来的发展中大放异彩。

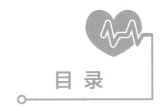

目 录

第 1 章

"互联网 +"时代的医疗健康战略

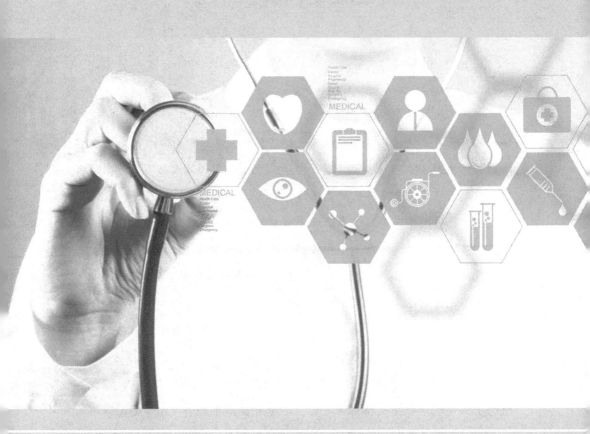

｜互联网重塑大健康产业｜

健康产业的潜力究竟有多大？下面的数字能说明问题。

世界卫生组织的一项全球性的健康调查显示：只有 5% 的被调查者身体状况真正符合健康的标准，被医院确诊患各类病症的人群比例高达 20%，而剩余的 75% 则处于亚健康状态。毫无疑问，人们的健康状况不是很乐观，健康问题已经成为全球性的热点话题。

在这样的大背景下，健康产业也顺势攀上了发展的高峰。仅在 2000 至 2010 年的 10 年间，健康产业相关的消费数额就实现了 5 倍增长，由 2000 亿美元增至 1 万亿美元。而对应的收益更是节节攀升。目前，全球健康产业收益已达数千亿美元级别。

健康产业对经济的带动作用越来越明显。就世界贸易来看，在 15 类国际化产业中，医药保健是世界贸易增长最快的五大产业之一。其中，保健食品以超过 13% 的年增长率飞速增长；健康产业的股票市值占全球股票市值的 13%，这个数字是相当惊人的。不难看出，在全球，尤其是发达国家，健康产业已经成为带动经济发展的主要动力之一。

"大健康"与人们的生活息息相关，它贯穿人们的生老病死，遍及人们衣食住行各个方面，其不仅包括对身体健康的关注，还包括对心理和精神健康的重视，涵盖了从家庭到社会各方面的健康问题，其意义之深远以及发展潜力之大显而易见。为此，我国政府从政策层面为其提供了强大的支持。

2016 年 3 月 17 日，"健康中国"战略被纳入《十三五规划纲要》，并从全面深化医药卫生体制改革、健全全民医疗保障体系、加强重大疾病防治和基本公共卫生服务、加强妇幼卫生保健及生育服务、完善医疗服务体系、促进中医药传承与发展、广泛开展全民健身运动、保障食品药品安全 8 个方面对推进"健康中国"建设提出了具体要求。

将健康问题提高到国家战略的高度，足以看出政府对健康问题的重视。根据"健康中国"战略的内容，其实施的具体目标为：到 2020 年，实现人人享有基本医疗卫生服务，主要健康指标达到中等发达国家水平。此外，与健康和医疗密切相关的人口和社保问题也成为改革的重点。

国民的健康是社会和经济发展的重要保障，目前"健康中国"战略已经开始实施，而与大健康相关的产业也迎来了广阔的发展前景。

◆ 互联网重塑健康产业模式

当健康产业的发展潜力撞上了信息时代，火花更是层出不穷。互联网的发展赋予了健康产业不断更新的时代特性，二者相碰撞容易催生新的产业形态。

"互联网 + 大健康"的模式势必会在未来的发展中大放异彩。健康产业包括医药产品、保健器材、健康咨询、保健食品等多个领域，而医药产品、健康咨询、医疗器械等相关的运营都与互联网有密切关系。这对于健康产

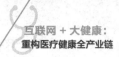

业的发展来说是新的契机，而对互联网发展来说则是全新的市场。

在线咨询可以算是我国互联网健康产业发展的起点，其中39健康网，如图1-1所示，为典型代表，其以提供医疗信息为主要服务内容，以有偿广告等为主要盈利模式。后来，在挂号网、好大夫在线等一批后来者的推动下，预约门诊、有偿咨询等新型的互联网医疗商业模式应运而生。

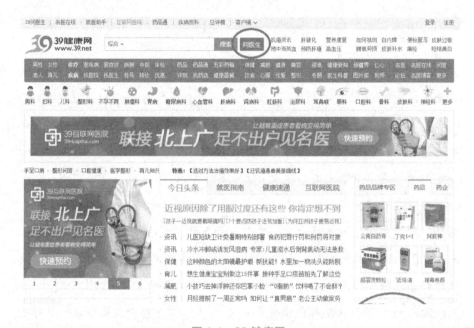

图1-1　39健康网

随着生活水平的提高以及生活节奏的加快，人们对健康的需求越来越高，传统的医疗体制显然跟不上这一变化。因此，很多互联网企业都发现了互联网医疗的巨大商机，将线下庞大的医疗资源转移到线上，以实现闲置医疗资源的充分利用和重新分配。

目前，互联网与健康产业之间的结合主要体现为以下五大领域，如图1-2所示。

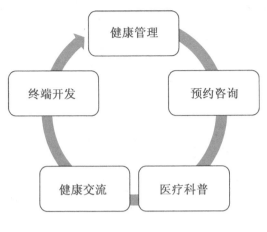

图 1-2　互联网 + 大健康涉及五大领域

★ 侧重于健康管理，为用户建造个人健康档案，并提供有针对性的疾病解决方案；

★ 侧重于预约咨询，以在线向医生咨询为主，提供咨询和问诊服务；

★ 侧重于医疗科普，在线提供多种健康知识以供用户自行学习了解；

★ 侧重于健康交流，重点在于医生与患者之间、患者与患者之间的交流，体现人与人之间的关怀与互助精神；

★ 侧重于终端开发，利用健康终端平台，借助地理定位和实时通信等功能，使健康服务方式更加灵活。

◆ 信息化时代的大健康产业

互联网高速发展带来了层出不穷的新载体，就医疗产业来说，可穿戴智能健康设备、远程医疗等新型载体纷纷出现，建立在移动医疗基础上的未来医院、空中医院等概念也在不断刷新医疗产业的发展模式。

可穿戴智能健康设备以其对移动数据、导航技术和运动管理等方面的高超运用彰显了巨大的市场潜力。其服务内容包括"生理健康""安全预警""心理健康"等多个方面，几乎覆盖了人们全部的身心健康指标。此外，一

5

些新的健康产业形态也为健康产业注入了新的活力，海尔、联想、华为等制造商参与到其中，给互联网医疗健康产业带来硬件方面的支持，联合互联网技术打造新的应用平台。

这些饱含新元素的移动终端和网络平台的出现，给人们勾画出未来医院的崭新面貌。不仅如此，从现实看，这类平台还部分减轻了医疗压力，提高了医疗资源的利用效率，推动了医疗产业的高效运转。大健康产业的发展需要数据库的支撑。建立一个信息完善的数据库，实现信息资源共享，通过数据分析进行精准定位，智能匹配用户需求，是实现医疗产业真正意义上改革的重要一步。

信息时代的到来为大健康产业的发展带来了全新模式。当然，这一模式要想发挥其真正的价值，就必须对原有体系下的单一救治模式进行彻底改革，向着预防、治疗、养护三位一体的方向发展。

此外，健康产业的发展不能单靠某一个区域、某一家医院。在信息共享更加通畅的今天，若能打破地域限制，建立医疗信息共享渠道，并发展配套基础设施，普遍提高医疗水平，可以想见，我们的大健康产业就能形成一个全国大规模发展的美好前景。

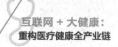

巨头布局"大健康战略"

在"互联网 +"发展战略的推动下，互联网正在逐步渗透到多个领域，与国计民生密切相关、拥有巨大市场潜力的健康领域肯定也不例外。

互联网企业方面，百度等互联网巨头正在积极通过自己的平台优势和大数据资源来进行健康服务的布局；传统医疗方面，如上海松江区中心医院通过手机客户端的方式来开拓线上市场，开展掌上业务，打造新型健康服务；此外，一些新兴的互联网医疗平台诸如好大夫在线、寻医问药网等健康网站，也在凭借自己积累的经验成为互联网健康领域的行家里手。

虽然从表面上来看，互联网健康行业发展得如火如荼，但事实上仍处于发展初期，各方面的发展还很不成熟。由于医疗健康相关行业专业化程度高，且存在较高的门槛，因此，在未来只有通过产业合作和商业并购并行，才能将这一产业带入正轨，实现高速发展。

2013 年 2 月，百度与国家药监局就达成了合作。前者通过平台来向用户提供包括健康信息查询在内的各项服务，后者则为前者开放药品数据库等信息。

商业并购则是非健康领域的企业迅速涉足这一领域的另一条捷径。作为国内最大的视频社交平台，天鸽互动于 2015 年年初以千万元收购了移动互联网健康信息服务公司杭州希禾，而这一巨额收购主要是天鸽互动看中了希禾在健康管理信息化和健康信息服务研发推广方面的显著优势。借助这一优势踏足健康领域、布局移动医疗。

◆ 巨头布局"大健康"优势明显

巨头们的动作往往能在很多领域掀起风浪，在互联网健康领域同样如此。当然，鉴于这个行业仍处在发展初期，各方面还未成熟，谈及成败为时尚早，小型的健康平台仍然可以通过差异化发展道路，挖掘出自己的生存空间。但是要想深耕这一细分领域，如果没有强大力量的支撑，仍难免后继乏力，最终可能出现危机。

不难预见，未来健康领域的发展仍旧会被巨头占据大部分优势，其长期积累的资金、资源和产品优势是小型平台无法比拟的，若不加以干预，医疗健康领域也会呈现出马太效应。直到市场尘埃落定，不但小型企业难有立足之地，其他大型互联网企业也将难以渗透。

◆ "大健康"布局需要资金驱动

目前，互联网健康领域处在发展初期，市场尚在酝酿，更遑论产出。因此，为了整个行业的未来，各大企业应当积极投入，打造整个市场的大

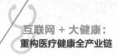

环境，而这就需要大量资金的支持，原因如图 1-3 所示。

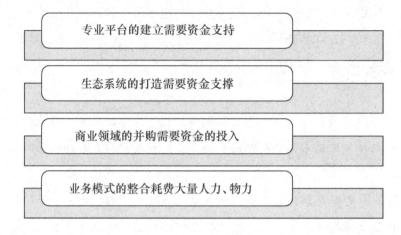

图 1-3 "大健康"布局的资金驱动作用

（1）专业平台的建立需要资金支持

互联网健康的发展需要专业的、强大的平台予以支持，需要平台不但能够满足健康信息查询、寻医问诊等基本的健康要求，还要支持在线购药、专家与患者的在线互动、患者之间的互动等。这个体系需要大量数据的引入和协调，因此需要平台足够强大，需要资金的注入来帮助建立。

（2）生态系统的打造需要资金支撑

生态系统是指一个科学的、可持续的发展环境，比如百度打造的可穿戴智能健康设备，就能够收集大量的健康数据，这将为用户提供更加优质的服务以及更可靠的数据支撑。这个生态系统是复杂且强大的，必须要有资金的支持才能建立。

（3）商业领域的并购需要资金的投入

无可否认的是，商业并购是企业踏足互联网健康领域最直接、最有效的手段。天鸽互动收购杭州希禾便动用了千万资金，随着未来并购活动数量的增加，这一数字随着互联网健康领域的发展必然还会上涨，当然，其所面临的风险也越来越高。

并购需要一次性注入大量资金，这对任何一家企业来说都是资金压力和风险压力的双重考验。就天鸽互动来说,要想更快融入到该领域中去,就要做好产品层面和业务层面的对接工作。

（4）业务模式的整合耗费大量人力、物力

模式的整合是一个复杂的过程,例如天鸽互动整合娱乐和健康两个板块,互联网巨头们把电商、搜索等整合到健康服务中来。这种整合并非一蹴而就,需要长时间的磨合和调整,必然会需要持续的人力和物力投入,是一场耗费大且耗时长的战争。

总而言之,互联网健康领域已经开始崛起,虽然互联网巨头们一如既往地展现出难避其锋芒的发展态势,但目前市场格局未定,未来的发展状态究竟如何,还需要等待实践去一一验证。

"互联网 + 健康"的场景构想

2015 年 3 月 5 日,政府工作报告中首次提出"互联网 +"行动计划,自此,各个领域都兴起"互联网 +"的发展潮流,比如,"互联网 + 教育""互联网 + 政务""互联网 + 农业",等等,使"互联网 +"的应用范围得到了无限延伸。

对于"互联网 +"的定义,各领域的专家学者纷纷提出了自己的看法与观点,不少专家将"互联网 +"与"+ 互联网"作为同一个概念来解释。但在我看来,"互联网 +"与"+ 互联网"是不同的,"互联网 +"必须满足的条件是,拥有连接服务并且能够在长时间内保持稳定,否则,就不能将其归为"互联网 +"的范畴。

◆ "互联网 +"与"+ 互联网"

如今,"互联网 +"已经成为人们口中的高频词汇,似乎只要某个领域涉及信息化应用,就会被描述成"互联网 +"。我们需要明确"互联网 +"的内涵及使用范畴,将其与"+ 互联网"的概念区分开来。

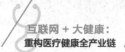

很多现代化医院或其他医疗机构与互联网企业合作，利用网络平台提供了预约挂号服务，如图1-4所示。患者可以登录服务平台，提前预约诊疗医生，之后再到医院就诊，这种挂号方式为患者提供了方便，为很多互联网企业带来了发展机遇，一些医院负责人便声称自己是在开展"互联网＋"行动。

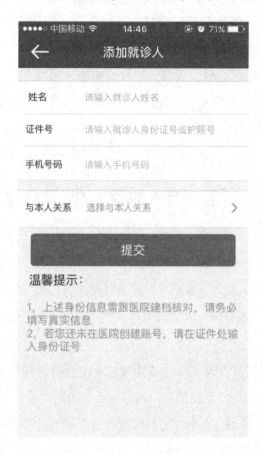

图1-4　北京协和医院APP

然而，其发展模式并不符合"拥有连接服务并且能够在长时间内保持稳定"的条件，因此，这些医院顶多算是进行了"＋互联网"建设，而不是"互联网＋"。

再比如，医院为患者提供了电子支付服务，允许患者使用手机支付诊疗费用。如今,我国就有互联网巨头在开展这个服务项目,已经覆盖了多家医院,发展势头良好。因此,就有医院称自己在进行"互联网 +"建设,但经过判定可以发现,这种发展模式也不符合"拥有连接服务并且能够在长时间内保持稳定"的条件,因而,这也只是"+ 互联网",而不是"互联网 +"的应用。

同样,我们可以对正在进行的医疗卫生建设做一下判定。

按照传统划分方式,医疗卫生体系的信息化操作步骤可以分为 3 个环节:诊前、诊中与诊后。信息化建设的发展方向是提高医疗卫生的管理水平与服务质量,使服务内容更加符合公众需求。

医疗机构在这样的指导下,依据业务需求,建立起规模不一、形态不同的信息平台,并不断增加建设数量。在建设过程中,不同部门与科室之间缺乏交流,都从自身的业务需求出发,建成的信息平台相互独立,分割严重,出现平台之间无法实现信息共享、数据资源利用率低、发展困难的现象。

为了改善这种情况,参与建设的互联网企业也尝试过建设综合性的医院信息平台,或在某区域内建设综合信息平台。但因为国内尚未出台针对药物、医疗器材、诊断流程等的统一标准,不同医疗机构、不同地区间的信息化程度不一,获取的数据质量参差不齐,因此,很难实现业务协同,虽然拥有规模巨大的数据资源,但实际利用率很低,发挥的作用也不大。

与"互联网 +"相比,"+ 互联网"的不足之处不仅体现在信息化建设的不完善上,还体现在信息系统应用的局限性上。按照传统思维方式开展的信息化建设以事务处理为导向,只要处理完事务,信息系统的工作就结束了。

以患者到医院就诊为例,信息系统只注重患者在医院里进行的一系列活动(即从挂号开始到取药付钱为止),但患者服药的效果、疾病发展情况等,信息系统都没有记录。这样的信息系统并不能从患者利益出发,实际应用效果也十分有限。

如今，"互联网 +"正冲击着"+ 互联网"的发展。以"互联网 +"模式建立起来的信息系统，能够随时监测人们的健康状况，患者的就诊过程中产生的数据只是其信息系统的组成部分，其侧重点在于与用户的互动交流。与医疗相比，大部分人更加在意健康，因此，用"互联网 + 健康"来描述更加恰当。

◆ "互联网 + 健康"的场景构想

在 2015 中国 APP 排行榜中，居于榜首的应用是微信，以社交功能为中心，微信平台的服务范围不断拓展，增加了微信公众号、微信红包、微信支付、邮件提醒等服务项目，进一步提高了用户的黏性。而对比当前的医疗卫生信息系统可以发现，迄今为止，该领域推出的 APP 应用范围都十分有限，似乎也没有哪一种软件可以随时监测公众健康状况。

"互联网 + 健康"的真实场景构想，就是能够随时监测用户的健康状况，从患者的角度来考虑，为其提供实际性应用项目。其涵盖的内容应该包括以下几部分，如图 1-5 所示。

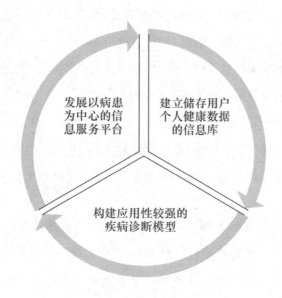

图 1-5 "互联网 + 健康"涵盖的内容

（1）建立储存用户个人健康数据的信息库

用户的体检信息、就诊信息、化验报告、健康档案等都包含在其中。另外，还应该涉及妇幼保健、计划免疫、传染病防治以及慢性疾病的恢复等信息内容。虽然这些医疗数据的规模不大，但具有很强的专业性与参考性。同时，还应该有一部分规模较大的健康数据，包括对用户进行的血压、心跳等监测所得数据。

（2）构建应用性较强的疾病诊断模型

发挥模型的分析作用，对用户的健康数据进行深度处理，综合评定用户当前的身体健康状况。事实上，这也是"互联网＋健康"中实施难度最大的一个环节，更多的是停留在想象中。分析当前国内医疗领域的发展状况可知，迄今为止，还没有推出应用性较强的疾病诊断模型，大部分还在进行实验与改进，发展较好的模型，其应用也仅限于诊断过程中的一两个环节。

以我国目前的医疗发展阶段来说，医生是实施疾病诊断的主体，疾病诊断模型存在于医生脑中的经验积累。再来分析一下西方发达国家的诊断流程，医生不是根据自身经验与主观判断，而是按照标准开展工作的。这种诊断方式更加贴近医疗卫生信息化的工作模式，所以，当我国的网络化医疗应用仍然处在辅助诊疗的阶段时，美国等西方发达国家已经切入实际诊疗服务过程中，虽然这是一个艰难的发展过程，但通过不懈努力，我国会逐步缩小与西方发达国家之间的差距。

（3）发展以病患为中心的信息服务平台

加强不同部门、科室之间的信息联系，在提供医疗类服务的同时，向公众提供开放式的健康管理服务，完善整个医疗卫生系统的运作。

通过调整、变革业务流程，实现不同部门之间的信息共享，但这个环节在改革过程中可能会遇到很多方面的阻力。因此，要使医疗机构、药品提供部门以及医疗保障部门协调运转。另外，还要加强民政部门与公安部门之间的交流互动。

为了实现这个目的，需要采用创新的思维模式，突破业务方面的局限性，站在更加长远的角度去考虑问题，调动社会力量，发挥个人的创新能力，鼓励优秀人才进行互联网创业，推动医疗领域的产品创新。

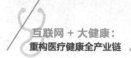 顶层设计下的"互联网＋医疗"

"互联网＋医疗"作为当下备受关注的议题，两者的结合显然为人们提供了更广阔的想象空间。2015 年 7 月，《国务院关于积极推进"互联网＋"行动的指导意见》正式出台，"互联网＋"行动计划上升到国家战略层面，加快了互联网对社会各个领域的深度渗透与融合。

具体到公众普遍关心的医疗健康领域，《指导意见》从顶层设计的层面指出了医疗改革遇阻的情况下，"互联网＋医疗"对优化完善我国医疗服务体系发挥了重要的推动作用，全面呈现了互联网与医疗健康领域融合所带来的医疗服务新图景。这使"互联网＋医疗"超越了单纯的抽象概念，拥有了更加丰富的内涵。

总体而言，互联网对医疗健康服务领域的价值主要体现为便捷和普惠，即"互联网＋医疗"的创新模式将使人们更加便捷地获得医疗服务，并使医疗服务覆盖更多的人。

◆ "互联网＋医疗"的基本内涵

（1）基于互联网的医疗卫生服务

互联网与医疗健康仍然处于初步融合摸索阶段，互联网对医疗卫生服务的创新重塑图景也并不明朗。虽然由于多种原因政府当前并不允许在线诊断，但从欧美等国的互联网医疗发展情况来看，很多互联网医疗领域的参与者认为在线诊断将是互联网医疗服务的重要内容和发展趋势。

另外，基于互联网的医疗服务将颠覆现有医疗服务体系中的信息孤岛现象，因为信息的高度透明、开放、共享是互联网在医疗服务领域中发挥价值的前提和基础。

（2）便捷服务

依托强大的实时连接与交互功能，互联网大大提高了传统领域的服务便捷性。特别是随着移动互联网的不断发展成熟，便捷性价值更加凸显。

就医疗服务领域而言，移动互联网已被广泛应用于预约诊疗、候诊提醒、划价缴费、诊疗报告查询、药品配送等多个方面，掌上医院、O2O 药品配送等互联网创新医疗服务形态不断涌现，为广大民众带来了更加高效便捷的医疗服务。

（3）远程医疗

远程医疗服务形式早已出现，但由于定价、医保政策等各种因素的掣肘，我国的远程医疗系统一直处于缓慢发展状态。不过，互联网的发展成熟及对传统产业形态的颠覆重塑，为远程医疗开拓了更大的想象空间。

虽然远程医疗服务在内容上仍以诊断、会诊等为主，但与互联网的不断融合使其呈现出一种平台化趋势，医院、医生、患者、医疗设备、药品、健康数据等，各种与医疗健康服务有关的内容和企业都可以纳入这个开放性的医疗平台中，从而形成能为用户提供一体化医疗健康解决方案的"空中医院"。

（4）鼓励联合

《指导意见》中提到了两种联合形态：一是互联网企业与医疗服务机构合作建立医疗网络信息平台，以增强我国对重大疾病和突发公共卫生事件的防控能力；二是有相关资质的医学检验机构、医疗服务机构与互联网企业联合打造基因检测、疾病预防等健康服务新模式。

医疗健康服务是一个具有较高专业门槛的领域，需要医疗资源方面的有力支撑。因此，仅仅依靠互联网企业从外部打造"互联网 + 医疗"的创新服务形态，显然难以实现。同时，医疗健康服务领域的产业链也十分庞杂，单独一家公司很难顾及到产业链的各个环节，联合协同成为最佳选择。

除了上述 4 个方面，《指导意见》还提出要积极探索互联网延伸医嘱、电子处方等医疗健康服务形态。可见，《指导意见》对"互联网＋医疗"的阐释基本涵盖了当前医疗服务领域所有的创新创业形态。不过，对于困扰多数互联网医疗企业的在线支付问题，《指导意见》却没有提及。

◆ "互联网＋医疗"中政府的引导作用

"互联网＋"创新形态展现出的巨大价值和发展前景，使其受到了社会各方的普遍认同。国家层面指导意见出台后，各地方政府也快速发布了相关政策，以推动"互联网＋医疗"的顺利落地。不过，作为一种创新性的医疗健康服务模式，地方政府对"互联网＋医疗"的理解有其特色。

在山东省出台的《山东省"互联网＋"发展意见》中，"互联网＋医疗"的部分主要包括两方面内容，一是推动医疗卫生信息资源在不同医院、不同地域间的信息共享和业务协同；二是积极打造省级医保的异地就医平台系统，扩大医疗保险的应用范围。

可以看出，山东省政府提出的"互联网＋医疗"的两个方面，与当前医疗改革的关键内容密切相关，是发展互联网医疗服务模式的"基础设施"。

在政策鼓励下，"互联网＋医疗"的创新创业形态已成为医疗健康领域中最活跃的部分。不过，为了保障病患信息安全，北京市明确提出必须由政府主导建立电子病历和健康档案系统，即北京市的"健康云"医疗服务基层平台将由政府主导，而不会进行市场化运作。为此，北京市对电子病历的使用流程进行了严格的规范和限定。比如，对于转诊病患，医生若要查看其以往的病历，必须获得患者本人的授权。

代表了医疗健康服务发展趋势的互联网医疗早已发展多年，并受到资本市场的长期青睐。"互联网＋医疗"新政策的出台为互联网医疗的发展提供了明确方向和政策支撑，使其成为一个备受瞩目的巨大"风口"，进一步加快了该领域的发展成熟。

◆ 从外部颠覆到里应外合

互联网医疗服务虽然兴起于互联网领域的创新创业,但在"互联网 + 医疗"这一创新形态中,互联网与医疗两者谁应成为核心的问题却一直备受争议。

一种观点认为应以互联网或移动互联网为核心,注重的是互联网的创新颠覆性。如春雨医生创始人张锐曾指出,未来基于互联网的医疗健康服务将改变当前以医院为中心的模式。另一种观点认为医疗服务才是互联网医疗的核心内容,侧重的是互联网的工具性价值,即借助互联网强大的连接整合能力对医疗资源进行优化配置和高效利用。

深层来看,上述两种观点的分歧点主要在于对医疗资源的认知。前一种是去中心化的思路,强调以病患为中心搭建便于医患交互的线上平台;后一种是当前多数互联网医疗创业公司的思路,即将医疗资源视为"互联网 + 医疗"模式的核心,基于互联网对某地区乃至全国范围内的医院、医生等进行优化整合,发挥出医疗资源的最大价值。

当前"互联网 + 医疗"仍处于快速发展阶段,各种创新性的商业模式不断涌现,短期内还难以判定两种思路的优劣。不过,虽然思路不同,两者对互联网医疗却有着相同的预期,即首先吸引到医生、患者、医院等足够的用户,然后再以庞大的用户流量为基础构建合适的商业模式。

虽然以"颠覆医疗体系"为口号的互联网医疗参与者还没能实现最初的承诺,但经过多年发展,互联网与医疗服务领域已有了更深度的融合,医院、医生等医疗服务主体也越来越多地愿意接受甚至主动利用互联网为病患提供更优质的服务。

医院对互联网的应用主要体现在打造更为便捷的掌上医院服务平台方面,如国务院《指导意见》中提到的预约诊疗、候诊提醒、医疗报告查询等。在"互联网 +"的大趋势下,越来越多的医院对建立掌上医院平台持积极开放的态度,掌上医院成为互联网医疗领域布局的重要内容。

医生对互联网医疗的认知也不断深入成熟,从早期的个人品牌塑造推广，到利用互联网提供实时健康咨询服务，再到医生集团概念的出现，体现出了医生在医疗服务中对互联网应用的深化和创新。

当前，很多医生突破了"单打独斗"的模式，开始以团队形式通过在线平台为病患提供优质的医疗服务，如健康咨询、预约问诊、诊后随诊等；还有医生借助远程医疗技术为医疗条件落后的基层或边远地区患者提供相关服务；另外，一些医生还提出建立互联网医院，以打造更加便捷普惠的医疗健康服务体系。

虽然互联网在医疗体系中的应用仍处于初期探索阶段，但在"互联网 +"和各种利好政策的推动下，互联网医疗正不断改变和重塑现有的医疗服务体系，并由最开始的外部颠覆，逐步转变为医疗领域内外部力量协同作用的变革创新。

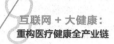

互联网企业的探索与实践

"看病难"始终是困扰国计民生的一大痛点，随着科技的发展和经济水平的提高，越来越多的人对未来的医疗前景产生了美好的憧憬。人们希望可以拥有自己的私人专属医生、家庭医生以及保健医生；不用再排队去挂号、看病，只要待在家中就可以享受到专业的医疗诊断、处方下达以及快捷送药等优质的服务。

而互联网医疗企业正在为"医疗未来梦"的实现不断努力着，通过在专业的医疗服务中融入高科技手段，实现医疗信息与医疗服务的精准匹配，促进医疗资源的优化配置。

◆ "互联网医疗"实现医患双选

医生是互联网医疗领域重要的资源，同时也是核心的医疗服务提供者。因而，互联网医疗的发展必然离不开医生这一核心资源。在具体的运营和操作过程中，应该适当调整医生资源，从而使其朝着更适合医疗体制改革的方向发展。

在分级诊疗中，"互联网"发挥的作用主要有从患者的角度看，互联网医疗企业可以在积累了庞大用户基数的基础上，开展医学科普等，让患者明白在患不同病种时可以去不同级别的医院进行诊治，明白急性病和慢性病可以到不同医院去就诊，从而减轻三甲医院的压力。

从医生的角度看，通过互联网医疗平台可以根据患者的实际病情以及提供的出诊信息，实现与医生的有效匹配，而不是所有的患者都一股脑儿地涌向专家、主任。这样就减少了医疗资源的浪费，通过医患双方的高效匹配提升了患者的就诊体验。

互联网医疗企业可以根据患者的病情，实施分级看病，从而打造急慢分治、上下联动的诊疗模式，实现医疗资源的合理配置。

◆ 互联网企业的探索路径

互联网企业在探索与医疗健康融合的道路上，可以选择以下路径，如图 1-6 所示。

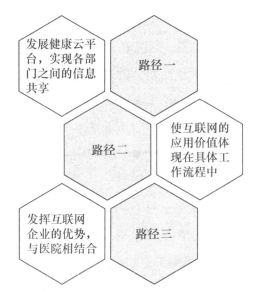

图 1-6 互联网企业的探索路径

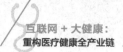

（1）发展健康云平台，实现各部门之间的信息共享

平台建设分为两个方面。一方面是为医生提供的工作平台与诊疗协同平台，能够连接各级医疗结构，包括大规模的医院、社区医疗服务部门、区域性的诊所；其次是提供网络支付平台，允许用户使用支付宝、微信或其他渠道进行诊疗与药品支付。

另一方面，为合作部门与合作企业提供订单交易平台，促进检查部门、化验部门、影像部门等不同部门之间的信息传递与共享。在药品提供方面，使制药公司与药店连接在一起。除此之外，提供面向公众的健康服务平台，为其提供相关的信息咨询服务。

这一类的互联网企业的发展模式类似于医院建立综合性信息平台，不过，二者的目的与最终的应用效果有很大区别。通常情况下，医院的技术力量要弱一些，要耗费相当长的时间才能推出新服务，而互联网企业运用的技术手段较先进，能够在更短的时间内更新服务项目。

（2）使互联网的应用价值体现在具体工作流程中

例如，使患者能够通过网络平台预约挂号，不仅无须支付挂号费用，还能节省时间与精力。用户可以免费下载健康管理应用程序，掌握自己的身体情况，免费咨询健康信息，通过电子支付方式结算诊疗费用等。

另外，还可以开发针对医生群体的应用软件，医生可以随时查询患者信息，将诊断结果、医疗建议方案输入系统中。与医院相比，互联网企业更容易建立覆盖范围广的移动终端，因而能够抓住用户的需求点，提高健康服务的针对性。而医院必须经过复杂的审批才有可能实现运营模式的革新，因此，互联网企业在这方面更具优势。

（3）发挥互联网企业的优势，与医院相结合

互联网企业能够及时挖掘市场机遇。例如，在"互联网＋"行动得到国家支持后，不少医院想提高自己的信息化水平，互联网企业就可以顺势而为，帮助医院完善信息化建设。而且，还能由此跨越传统医疗机构与互联网企业之间的鸿沟，实现与医院的合作。

如果医院在政府的推动下去调整运营方式、建设综合信息服务平台，恐怕要经过漫长的决策时间。因为在建设信息平台的过程中，医院需要在信息连接上耗费大量资金，而医院本身从中获得的益处并不大。

相比之下，与互联网企业的健康云平台实现资源共享，医院无须在系统建设上耗费资金，还能为自己带来更多的客户资源，加速运转，完善自身服务系统，这种方式更能调动医院的积极性。这说明，与传统行政体系相比，互联网企业的确存在很多优势。

互联网企业能够迅速发现商机，其运转机制灵活，技术力量雄厚，更适合发展"互联网 + 健康医疗"。利用网络平台，企业能够与用户进行即时互动与交流，以此获取大规模的数据资源，运用大数据技术进行分析处理，将分析结果发送给用户，形成良性循环。

在健康医疗领域，通过对数据资源的分析处理来预测事物发展趋势的方式，为很多互联网企业带来了商机。与历史数据相比，利用最新获得的数据资源更能准确预知事物的发展动向，因此，很多奶粉生产企业通过各种途径采集孕妇的实时数据，很多教育培训机构想尽办法获取学生的入学信息。

利用健康管理系统随时监测用户的身体健康状况，若发现用户的身体出现了问题，可以向用户发送医疗机构的宣传信息；若发现用户感冒，可向用户发送感冒药的相关信息；若发现用户在长时间内服用某种药物，系统会将药物信息发送给制药公司，等等。

一些医疗机构的负责人担心，互联网企业与医疗机构合作，会减少他们的客户资源，通过为患者提供相关服务降低医疗机构的收益。事实上，这样的运营模式并不能使互联网公司获得长远发展，正确的做法是，利用健康服务体系，提供增值服务，并以此为主要收入来源。这样，才能与医疗机构保持长期稳定的合作关系。

◆ 寻医问药网的创新路径

面对市场上令人眼花缭乱的互联网医疗产品，互联网医疗企业应该怎

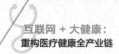
样寻求突破和创新呢？可以用寻医问药网的例子进行简单的分析。

（1）整合

互联网医疗中的很多服务链条是相互依赖、共生共存的，因此可以将所有的互联网医疗服务整合为一站式的服务产业链，让用户可以体验到"一条龙式"的线上医疗服务。

寻医问药网，如图1-7所示，是目前中国最大、最权威的互联网医疗服务平台，在互联网医疗模式的探索上已经有多年的经验，因而对互联网医疗模式具有重要的话语权。作为一站式的互联网医疗综合服务平台，寻医问药网以患者为中心，充分发挥医院、医生和医药企业的作用，构建一站式健康服务闭环，为患者提供院外线上自诊、线上问诊、药品购买，院内导诊、陪诊，院后康复、随诊的就医服务。

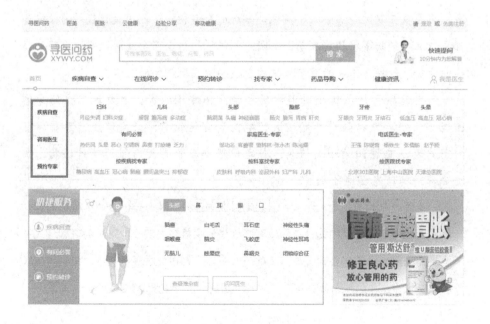

图1-7　寻医问药网

（2）技术

在互联网医疗领域中充分发挥互联网、大数据、云计算等技术的价值。

★ 在数据采集上，寻医问药网利用先进的技术手段，能够收集更全面、精准的医疗数据，为线上医疗的开展提供重要的支持。

★ 在数据分析上，寻医问药网在健康管理以及疾病分析中融入技术，增强其科学性，此外，患者的健康数据以及医学文献数据也可以为医疗服务打造临床辅助诊疗库。

★ 在用户数据的积累上，寻医问药网已经在同类的医疗服务网站中建立了绝对的优势，寻医问药网覆盖的用户中，患者以及患者家属占78.8%，健康资讯关注者占18.1%，剩余的属于医疗专业人士。而且，有近90%的用户属于医疗健康服务的需求者，医疗健康服务的发展潜力可见一斑。

借助互联网实现医改创新

本质上，对互联网与传统行业的结合来说，真正决定其最终效果的，不是互联网，而是传统行业本身。以医疗信息化为例，早在 2012 年 10 月，国务院公布的《卫生事业发展"十二五"规划》中，就提出要实现医疗信息化，实现医疗改革。

但目前困扰各大医院的票贩子等问题仍旧没有得到根本解决。2015 年9 月 16 日，北京协和医院上线手机挂号 APP 应用，没过多久，就有人在朋友圈中感慨："医院的挂号 APP，还不如票贩子的手机号更为实用。"

最近几年，医疗机构及监管部门一直在积极探索挂号问题的解决之道。

在移动互联网及智能手机得到大范围推广后，许多医院与监管部门也尝试推出线上挂号服务，但效果不尽如人意，如北京地区的"预约挂号统一平台"及"114挂号平台"推出后，号源少、信息更新不及时、票贩子抢票现象泛滥等诸多问题仍普遍存在。

在挂号问题中，互联网似乎没有了强大的颠覆能力。2016年2月，北京地区多家医院开始实行挂号改革，预计到2016年年底，北京将有22家市属医院取消现场放号，实行非急诊全面预约。许多人对这种医疗机构改革的做法反而表示了认可。

◆ "黄牛"泛滥：医疗体制的顽疾

事实上，十分紧缺的医疗资源，在我国现有的体制下被定义为一种人人皆可享受的公共福利。既然是公共福利，必然就要做到公平公正，但是优质的医疗资源过度集中在经济发达的地区。卫生部门公布的数据显示，我国有80%的医疗资源集中在大城市。以北京为例，每天有大量的外地人口前往北京就医，日均达到70万人次，北京地区也得到了"全国看病中心"的称号。

互联网解决的是连接问题，是那些由信息不对称带来的供需不匹配问题，它通过资源的共享及信息高效连接去除中间环节，实现供需双方的无缝对接。医院挂号本身是每一个公民的权利，但是谋取私利的"黄牛"将这种大众权利转化成自己谋利的工具。

对医疗资源的稀缺问题，许多人已经十分了解。类似托关系、走后门这种问题，大家虽然心中不满，但也不至于发生严重的矛盾。但是由医疗体制造成的"黄牛"问题，人们显然无法容忍，长此以往，必然会爆发严重的矛盾。

互联网的确可以优化医疗资源的配置，但更为关键的是要确保医疗产业内部链条的完整性。作为医院这种掌握重要医疗资源的机构而言，更要严格地自我管理，越是那些有关优质医疗资源的结构设计，越是要采用严格的监管手段。优质的医疗资源虽然稀缺，但通过对资源分配过程中的各个环节进行系统完善的设计，做到机会平等，也不会积累如此大的民怨。

◆ "互联网 +"与医改共鸣要把握体制创新的方向

创新绝不是仅体现在技术方面，在体制、机制、管理方面的创新也同样具有巨大的价值。目前，我国实行医疗体制、机制改革创新的过程中，首先要注重的就是互联网技术的应用问题。在以信息化就诊服务、分级诊疗制度建设为代表的医疗改革的多个领域，"互联网 +"被寄予了巨大期望。

通过互联网技术实现医疗服务信息化，不但是我国医疗体制改革的重要使命，更是为推进其他各项工作提供了强有力的技术支撑。目前，我国的医疗改革已经进入了关键阶段，在医疗资源合理分配、医疗服务模式转变及医疗机构运营管理等方面，正面临着严峻的挑战。互联网技术应用到医疗改革的过程中，首先需要针对这些难点问题，解决主要矛盾。

分级诊疗制度建设是破解人们看病难、提升医疗产业运行效率、促进供需平衡等问题的关键所在。目前，国内多个地区都在加快推进分级诊疗制度建设进程，探索实现国家倡导的"基层首诊、双向转诊、急慢分诊、上下联动"的分级诊疗模式。

这需要患者的医疗信息能够在医疗机构之间实现实时更新、高效流动，医生能够对病患的身体状况进行实时监测，从而为患者提供持续性的医疗服务。而促进医疗机构之间的高效连接、实现信息的实时高效传递，也正是互联网技术最擅长的领域。

公立医院改革也是目前我国医疗改革的重要组成部分，而打造现代化的医疗管理制度、增强医疗机构的管理能力，则是当前我国公立医院亟须完成的重要任务。互联网技术可以促进医疗机构的精细化管理，提升医疗服务的安全性，让患者享受到更为高效便捷的医疗服务。

互联网技术在实现医疗机构信息搜集、分析及应用方面存在着巨大的应用前景。它能实现公立医院对自身服务水平、医疗费用、财务会计等多方面数据的快速搜集及分析，从而帮助公立医院提升自己的监管能力、服务能力，制定出更有针对性的改革政策。

此外，互联网技术在帮助医疗机构实现对慢性病患者的精准治疗及持续治疗、促进医患双方之间的有效沟通、协助患者自我治疗、促进医疗人员学习医疗知识等方面，都能够发挥出巨大的作用。

目前，"互联网＋"仍属于一个新兴的概念，它在与医疗改革共同推进的过程中，应该找准方向，更加规范地持续发展。比如，在实现"线上挂号"推广普及的同时，需要使各个医疗机构协调配合，引导群众在基层医疗机构就医，避免出现"感冒发烧之类的疾病占用稀缺医疗资源"这类问题。

在推进互联网与医疗融合发展的过程中，需要对相关的行为及服务进行有效监管，确保医疗改革走向正确的发展方向，提升医疗服务的安全及质量。

◆ "互联网＋医改"的多角度突破值得期待

目前，医疗问题时有发生，国家也制定出了相关的法律法规，医疗机构本身也在自我完善，但实际效果却远达不到预期，许多人开始将这一问题归结为我国仍处于初级发展阶段，目前根本没办法解决。但在这个一切都在发生巨大变化的互联网时代，医疗改革在许多方面也迎来了新的发展机遇，具体表现在以下几个方面。

（1）破解看病难、看病贵问题，让更多的人享受到优质的医疗服务

互联网具有的开放性、分享性及打破信息不对等的反垄断属性，让医疗资源可以被更加高效率、低成本地使用。

（2）提升医疗资源配置效率，加快推进分级诊疗制度建设

我国的分级诊疗制度之所以得不到有效推广，其中最重要的原因就是基层的医疗资源不够完善，民众对基层医疗资源缺乏信任。许多情况下，人们在基层医疗机构花费一个月才能康复的疾病，可能在省级医院一星期就能解决，而且基层医院的部分医生服务态度恶劣，给患者带来极差的服务体验。而互联网技术能够让医疗机构的医疗人员、医疗设备等资源实现有效配置，让在基层医院就诊的患者，也能享受到优质的医疗服务。如果在家门口就能享受到优质的医疗服务，有谁会不远万里去大城市看病呢？

（3）打破现有利益格局，加快医疗改革进程

长期形成的利益格局，为医疗改革的推进带来了极大的阻力。互联网在信息开放分享方面的强大能力，能够有效打破既得利益集团的垄断格局。

（4）降低医疗服务成本，提升相关人员在推进医疗改革方面的积极性

社会各界十分关注的看病难、看病贵问题，反映的其实是医疗成本问题。但在医疗改革过程中，许多相关人员将成本问题作为其不作为的借口，严重影响了医疗改革的进一步推进。边际成本趋于零是互联网具有的一大特性，它能够让更多的人参与到价值创造过程中来，使交易成本大幅度降低。

对于挂号中的"黄牛"问题，破解的根本途径是增加优质医疗资源的供给。当优质的医疗资源不再需要人们长时间排队获得时，"黄牛"自然就没有了生存空间。但是优质医疗资源的增加，需要一个相当漫长的过程。而且，优质医疗资源本身就存在稀缺性。

患者就诊时更倾向于找专家服务，同样监管部门也可以发动社会大众的力量，让人们集思广益解决"黄牛"这个社会顽疾，相信这种关乎所有人利益的问题，最后一定能找到有效的解决方式。让众多的个人及组织与监管部门结合起来，多方联手合作，才能真正实现"互联网＋医疗"产业的健康、稳定、可持续发展。

互联网以其强大的渗透能力影响了人类生活的各个方面。但与其他传统行业"触网"所不同的是，互联网与医疗行业的结合存在着诸多的人文因素。整个价值链中，与人存在着密切的关联，它关系人们的健康，涉及所有人的切身利益。释放"互联网＋医疗"产业价值，我们真正期望的不只是环节、制度、体制方面的改变，更为关键的是，让更多的人以主人翁的心态切实维护好关乎我们每个人利益的医疗生态。

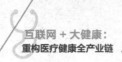
|【案例】紫色医疗：打造医疗生态价值链|

数据浪潮的翻涌使得移动医疗看上去一派欣欣向荣，但是繁荣的"泡沫"掩盖了成熟商业模式仍未出现的现实。换句话说，这一行业始终没有一个领头羊、一家真正的现象级别公司出现。

针对这一问题，每一个移动医疗创业者都应当认真思索，在把数据平台做得热热闹闹的同时，怎样挖掘其背后深藏的价值，并从真正意义上串联起上下游，打造完整科学的生态链。

何谓医疗行业的上下游？用紫色医疗的创始人卢杰的话来说，这一生态模式是由医疗需求者和医疗提供者共同支撑建立的，也就是患者与医生（医疗机构）之间的供需关系，哪一方出现问题都会破坏这一模式的良性循环。

◆ 医生的流动性影响整个社区的医疗水平

美国某个社区医疗体系发生了一个有趣的现象：一家大型医院倒闭之后，整个社区的医疗水平不升反降。经过专业人员的调查研究发现，医院关闭之后，社区的医疗服务质量并没有下降；相反，服务量、医疗效率等相比之前都有提升，医疗负担也明显减轻了，人们能够更加及时地接受更高质量的医疗服务。

从这一案例中我们可以看出，大型医院的存在并不能完全决定社区医疗水平的高低。诚然，其存在是有意义的，但其服务并不是唯一的。此外，很多常见病并不见得一定要去大医院就诊不可，社区医疗便足可以解决。

医疗水平的关键性因素在于医生，以优质医生资源为中心，周围必然聚集大批量的患者。大型医院以其雄厚的资金基础、先进的医疗设备以及科学的管理水平等优势把优质医生资源、服务资源等容纳进来，大规模挤压着小型医疗机构的生存空间。

以三甲医院为首，大型医院在患者群中树立了条件优越、看病放心的形象，因此不管是大病小病，患者都愿意前往大医院就诊，"看病难、看病贵"逐渐成了一个恶性循环。虽然我们一直在分级诊疗制度的落实上努力，但其完善程度还远远不够，基层医疗机构医生资源匮乏，基础建设条件跟不上，使得患者对这些机构更加不信任。

医生多点执业是实现优质医疗资源普遍化的第一步。要想让患者选择社区医疗，就应该让公立三甲医院的医生走进社区。随着优秀资源在社区的普及，患者会逐渐重新树立起对社区医疗的信心，医患之间的矛盾和压力能够得到有效缓解。

◆ 从积累入驻用户到对接社区医院

用医疗资源引导患者，紫色医疗用了一年半的时间聚集了 4 万左右的入驻医生。这些医生以专业知识为基础，通过线上咨询、在线诊断等方式为患者解决各种医疗问题，经过一段时期的维护之后，医生与患者之间建立起了稳固的关系。

紫色医疗的入驻医生需要进行严格的资格审查，他们大都是来自三甲医院，工牌照和医师执业证书是其能够入驻的基本条件。在此基础上，医生和患者进行双向的互动交流，医生可以在紫色医疗的医生工作站中完成对患者的管理，患者则可以通过紫色医疗的 APP 满足在线咨询、问诊等多项需求。这样一来，双方沟通便利，联系更加密切，这也为对接社区医院打下了良好基础。

目前，紫色医疗正在了解并整理社区的医疗需求，并把结果公布在医生工作站。这一举措有效解决了医疗分级问题，常见病回归社区解决，疑难杂症在大型医院解决。如此不但可以缓解三甲医院的医疗压力，还能够提升社区的医疗水平，解决中小医疗机构资源缺乏的问题，并能为医生提供额外创收的机会。

　　通过打造健康的医疗生态圈，分散医疗压力，紫色医疗让更多三甲医院的医生回归社区，提升了社区医疗水平，提高了患者对社区医疗的信任。

第 2 章

揭秘"互联网 + 医疗健康"生态圈

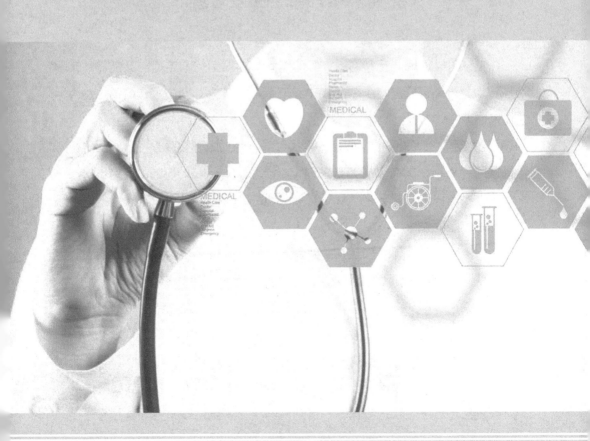

我国医疗健康产业发展趋势

应该怎样理解"互联网医疗"的概念？它属于技术还是产品范畴？某些记录身体健康数据的医疗类 APP 是互联网医疗吗？网络平台的预约挂号是互联网医疗吗？

事实上，"互联网医疗"概念的发展可以追溯到 21 世纪初美国诞生的"移动医疗"概念，其命名者为帝国理工学院的 Istepanian Robert 教授。2010 年召开的美国移动峰会将"Mobile−Healthcare（移动医疗）"定义为：通过移动设备提供的医疗服务。

立足于我国目前的移动互联网发展状况来分析，虽然国内移动互联网处在快速发展阶段，但总体来说，互联网仍然占据主导概念地位。因此，对我国来说，用"互联网医疗"要比"移动医疗"的概念更加具有概括性与代表性。

所以，我们可以根据电子商务的定义模式，对"互联网医疗"的概念进行如下总结：互联网医疗是在把握用户需求的基础上，利用互联网技术对传统医疗服务系统进行改革，借助网络平台开展的一系列诊断、治疗以及信息追踪及后续医疗服务，是一种新型医疗服务体系。

由此可以看出，互联网医疗的涵盖范围十分广阔，我们平常所说的网络平台预约挂号、身体健康数据显示、网上就诊等只是其中的一部分。除此之外，那些利用互联网技术改革传统医疗体系的企业属于互联网医疗的范畴，它们对互联网医疗的发展都起到了重要的推动作用。

◆ 医疗健康市场呈持续上升趋势

我国人口众多，医疗市场规模巨大，随着经济水平的提高，公众的健康意识及健康标准日益提高。此外，人口老龄化问题日渐突出，社会医疗保障体系逐渐完善，这些都是导致医疗健康市场呈持续上升趋势的原因。

2004 年以来，我国卫生消费总额逐年上升，到 2013 年超过 31868 亿元，在国内生产总值中的比例达到 5.6%，相比 2004 年的卫生消费总额上升了 319.86%。

2012 年 8 月 17 日，卫生部发布了《"健康中国 2020"战略研究报告》，对我国在今后几年的健康投入制定了明确的目标，要求我国到 2020 年卫生总费用占国内生产总值的比重达到 6.5% ~ 7%。以这个数据作为参考，到 2020 年我国卫生消费总额将接近 50400 亿元。

另一方面，数据统计显示，如表 2-1 所示，2005 年以来，我国慢性病患病率也在不断增加，2013 年慢性病患病率达到 33.07%，比 2008 年提高了 17.96 个百分点。这意味着，每 10 个人中至少有 3 个人患有慢性病，其中，糖尿病、高血压与心脑血管疾病患者在慢性病患者中占据大多数，如今，其患者数量还在不断增加。

表 2-1　中国人健康大数据概况 [1]

疾病类型	人口（万）
高血压	> 16000
高血脂	> 10000

1　数据来源：德勤咨询《2020 年健康医疗预测报告》

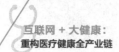

续表

疾病类型	人口（万）
糖尿病	＞9240
超重／肥胖症	＞7000/20000
血脂异常	＞16000
脂肪肝	＞12000

通常情况下，慢性病会反复发作，很难根治，还会导致其他身体健康问题的出现，患者对药物的依赖性较大，相关产品的市场需求量大，互联网医疗企业可抓住这个市场机遇。

同时，我国的人口老龄化问题日趋严重。卫生部的统计结果显示，1990年到2012年这20多年间，我国的人口结构出现了明显的变化，45岁以上的人口数量逐年上升。联合国对老龄化社会设置的判定标准是，一个地区65岁老人占总人口的7%，即该地区视为进入老龄化社会，而中国在2000年就进入了老龄化社会。

国家统计局的人口调查结果显示，2014年年末，65周岁及以上人口达到13755万人，占总人口的10.1%。相比于年轻人，老年人的身体健康状况下降，医疗健康方面的费用消耗比例高，因此，人口老龄化问题在很大程度上推动了我国医疗健康市场的发展。

◆ 医疗健康行业正在步入改革阶段

国内医疗健康领域的发展离不开政府的作用，整个领域的发展方向很大程度上取决于政府出台的相关决策。

中国的医疗改革可以追溯到1985年，在之后的7年间，医疗改革的重点在扩大医院自主权上；1992年开始，盈利成为医院的目标；进入21世纪后，医疗健康领域就政府主导还是市场主导展开了激烈的争论，各家纷纭。2005年起，医改方向进行调整，2009年，新医改开始实施。改革方案的出台，旨在帮助居民解决看病难题，提高身体健康水平，同时，确立了完善医疗卫生体系建设的发展目标，使农村及偏远地区的百姓同样能够享受到高质量的医疗服务，对我国医疗健康领域的发展起到了指导作用。

进入 2015 年之后，政府多次颁布医疗卫生方面的通知及意见，如表 2-2 所示，对我国医疗健康领域的发展做出一系列调整。2015 年十二届全国人大三次会议上，"互联网＋"战略进入政府工作报告，促进了我国多个传统领域的过渡升级。同年 9 月，《关于推进分级诊疗制度建设的指导意见》推出，标志着政府对我国医疗制度改革的重视。

表 2-2　2015 年我国出台的部分医疗相关政策

时间	政策名称
2 月 9 日	《关于完善公立医院药品集中采购工作的指导意见》
3 月 6 日	《关于进一步加强乡村医生队伍建设的实施意见》
3 月 6 日	《全国医疗卫生服务体系规划纲要（2015—2020）》
4 月 21 日	《关于进一步完善医疗救助制度全面开展重特大疾病医疗救助工作意见的通知》
4 月 23 日	《关于全面推开县级公立医院综合改革的实施意见》
5 月 17 日	《关于城市公立医院综合改革试点的指导意见》
6 月 11 日	《关于促进社会办医加快发展若干政策措施的通知》
8 月 2 日	《关于全面实施城乡居民大病医保的意见》
8 月 18 日	《关于改革药品医疗器械审评审批制度的意见》
9 月 11 日	《关于推进分级诊疗制度建设的指导意见》

近年来，医疗体制改革问题成为人们关注的民生热点，改革的推进在我国整体发展中占据着重要地位。《关于推进分级诊疗制度建设的指导意见》是相关部门在深入研究我国现有医疗制度的基础上发布的，有利于完善我国医疗体系的结构组成及具体流程。

"健康中国 2020 战略"的出台，旨在全面提高人民健康水平，使医改成果惠及更多百姓。在"十三五"期间，该战略的实施会作为医疗卫生体制改革的重要组成部分，促使相关部门整合医疗资源，加大技术投资，吸纳专业人才等。总体而言，互联网医疗可能在接下来的发展过程中呈现快速发展趋势。

"互联网＋医疗健康" 发展现状

◆ 互联网医疗领域吸引众多投资目光

进入 2010 年后，互联网医疗投资案例数目不断上升，且增长十分迅速。统计结果显示，如图 2-1 所示，到 2015 年，我国互联网医疗投资案例为 195 起，比 2010 年的 10 起增加了 19.5 倍，比 2014 年的 144 起增加了 35.4%。其中，增长最快的是 2013 年到 2014 年间，年增长率为 161.82%，这一年被业内人士称为"互联网医疗元年"。

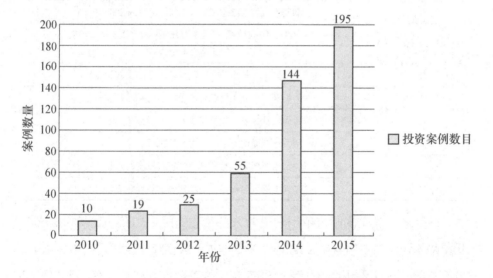

图 2-1　2010—2015 年互联网医疗投资案例数目[2]

造成我国互联网医疗投资增加的因素有很多，其中，政策性门槛的降低带来很大影响。2013 年 9 月底，《国务院关于促进健康服务业发展的若干意见》正式出台，意见中明确表示，只要是法律没有明确限制进入的领域，社会资本都可以进入，同时，在健康服务领域，其他地区的投资者与当地

2　数据来源：易观智库

投资者享有同等的投资权利。

医疗健康领域历来是众多民营资本关注的重点，投资门槛的降低使很多民营资本涌入，促进了我国医疗健康行业的发展。除此之外，《互联网食品药品经营监督管理办法（征求意见稿）》于 2014 年 5 月推出，为电商企业涉足处方药经营销售提供了政策性指导。

虽然该管理办法到 2016 年还没有进入实施阶段，但在市场需求增加、电商经营不断发展的基础上，处方药终会成为互联网企业开发的下一片蓝海。在这种趋势的推动下，从 2010 年开始的 4 年间，我国医药电商交易规模增加了 66 亿元，年均增长达到 174%，其未来发展空间仍然很大。

◆ 互联网医疗行业的发展逐步进入成熟阶段

站在投资轮次的角度来分析，2015 年的互联网医疗投资还是以 B 轮之前的投资为主，但不可否认的是，该领域的发展正在从最初的探索阶段过渡到成熟时期，如图 2-2 所示。事实上，早在 2013 年之前，国内就涌现出众多互联网医疗企业，它们最初的发展重点是平台的运营，随着发展的日益成熟，平台积累的用户也逐渐增多，用户渐趋成熟，推动了行业的发展。

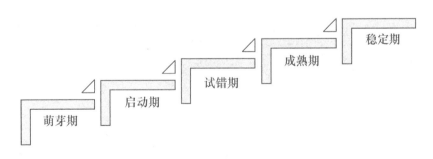

图 2-2　互联网医疗的发展流程

除上述互联网医疗平台之外，在 2000 ～ 2011 年间建立的互联网医疗企业还有 39 健康网、快速问医生、挂号网等。从最初的萌芽期到后来的启动期，再到 2015 年进入试错期，互联网医疗行业的各个环节开始完善，到 2016 年，系统整合将成为互联网医疗的发展重点，各个环节的发展都会提高市场适应能力。

◆ 众多项目发展迅速，行业整体处于上升趋势

按照互联网医疗的服务内容来划分该领域的投资发展方向，可以归结为以下两种。第一种互联网企业起步时间较早，缺乏整合度高的医疗资源，以健康管理与线上医疗服务为主，这些企业已经拥有较强的实力，吸引了一部分投资；第二种互联网企业是利用先进技术发展起来的技术型互联网医疗企业，其拥有广阔的发展前景，吸引了众多投资人的目光。

线上医疗开展的服务项目有医疗信息查询、挂号、门诊预约、线上诊疗等，该领域发展得十分迅速，如今，它与健康管理领域在整个互联网医疗产业中的比例已经超过50%，如图2-3所示。开放性较高、互联网用户具有明显的年轻化特点是健康管理领域发展迅速的原因。

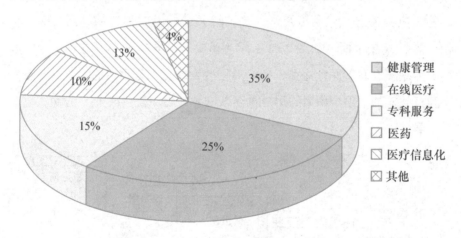

图2-3　2015年互联网医疗细分行业占比 [3]

根据中国互联网信息中心的数据统计显示，30岁左右的年轻人占据互联网用户的大部分，虽然他们的身体健康水平较高，但现代社会的年轻人更加注重自身健康，减肥、健身逐渐成为年轻人的热点话题，推动了健康管理需求的增加。

3 数据来源：易观智库

此外，分析互联网医疗系统中的各个环节的发展情况可知，无论是健康数据统计、线上咨询，还是药物流通，都处于快速发展阶段。尽管各个环节之间的联系还不是十分紧密，但从整体的发展趋势来说，互联网医疗行业在各个项目的推动下，将会迎来发展的黄金期。

"互联网＋医疗健康"生态体系

◆ 传统模式下的医疗生态体系

国内传统模式下的医疗生态体系，如图2-4所示，将医院作为中央节点，相关医药企业、保险服务和其他服务项目都以医院为中心开展运营，病人也将医院作为医疗咨询与服务的中心。不同环节及服务项目之间的信息交换、资金及物料流动都要通过公立医院机构。

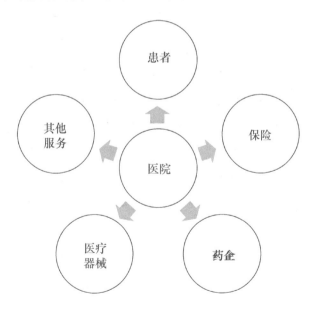

图 2-4　传统模式下的医疗生态体系

医院之所以成为医疗生态系统的中央节点，主要原因是与病人就诊密切相关的要素（包括医生、检验、药房等）都掌握在医院手中。一般情况下，医生的诊断及建议信息决定着患者的需求，在此基础上，患者按需支付医疗服务费用，而医院是资金流动必经的环节，所以，医院在其中占据了核心地位。

其次，为了确诊疾病，患者需要接受检验，检验设备对患者的身体状况做出科学评估后出具检测结果，医院就掌握了患者的健康信息。另外，医院药房是处方药的主要来源，而处方药在医药市场上的比重超过70%，因此，物料环节也掌握在医院手中。

所以，医院在整个生态体系中占据着非常关键的核心地位，主要的医疗信息、资金及物料的流通要经过医院，这也是我国传统医疗生态体系在发展过程中努力扩大医疗覆盖范围的结果。

按照传统模式开展的医疗运营存在一个明显的缺陷，即一条通道只允许一个分支点与中央节点同时利用，不同分支点之间的信息交流必须通过中央节点，导致中央节点承担的压力过大，系统运转速度慢。

如今，随着人们健康意识的提高，医疗保健市场的需求不断增加，而传统医疗生态体系不能及时适应这种市场变化，导致医疗行业出现多种问题。比如，病人在就诊过程中需要花费大量时间排队挂号、取药，在有限的咨询时间内不能通过与医生的交流全面、详细地了解自己的病情等，医保服务也有待改革与完善。

◆ 互联网医疗生态体系的改变

与传统医疗生态体系相比，互联网医疗的不同之处体现在：打破了传统的体系结构，使患者、医生、医院、医疗服务等不同环节之间的信息沟通更加紧密，提高了通道的利用率，加速了整个系统的运转。

在传统医疗生态体系中，现场诊疗是医生唯一的服务方式。在互联网医疗模式下，医生能够利用网络平台，提供线上诊疗及信息咨询服务，为更多患者提供医疗指导，扩大医疗资源的覆盖面，提高医疗资源的利用率。

另外，随着互联网医疗服务方式的普及，医生可以独立提供服务，不必再将医院作为唯一的工作地点及服务提供渠道。

在互联网医疗生态体系下，如图 2-5 所示，医院不再是掌控所有环节的中央节点。如今，越来越多的电商企业加入医药领域，它们能够减少医药流通的环节，避免中间商不断抬价，降低药品价格，而网络医疗诊断能够为患者节省时间，性价比更高，也使得医院的地位逐渐下降。

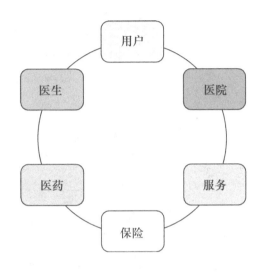

图 2-5　互联网医疗生态体系

上图展示了互联网医疗生态行业的服务布局，以及不同环节在整个生态体系中所处的地位。尽管部分环节还在发展阶段，但总体而言，互联网医疗行业的框架结构将以此为发展方向。

随着互联网的发展，电脑、智能手机及其他移动终端成为用户首选的医疗服务入口。互联网医疗的入口还包括一些在不断挖掘用户需求的基础上发展而来的与医疗服务相关的社交网络、服务程序及健康管理 APP。

另外，与医疗服务相关的诊疗机构、药物企业及服务提供机构共同构成完整的医疗服务系统。虽然互联网医疗发展得十分迅速，但目前的服务形式仍以现场服务为主，所以，医疗行业的正常运营离不开线下服务系统，当前要做的是使线下医疗服务系统配合互联网医疗的发展。

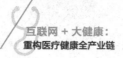

除此之外，在我国互联网医疗生态体系的发展过程中，发挥基础性推动作用的技术应用及服务项目有 4 个：信息技术、支付手段、医疗技术及医疗保险服务，如图 2-6 所示。

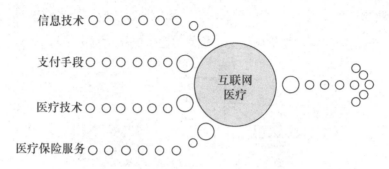

图 2-6　互联网医疗生态体系的基础技术应用及服务项目

★ 信息技术对整个互联网医疗领域的发展起到支柱性作用，大数据分析技术、云计算、无线通信、智能传感技术都能推动传统医疗模式的改革；

★ 支付手段依托互联网金融的进步，为患者的诊疗过程带来了便利；

★ 干细胞技术、克隆技术等医疗手段的发展从根本上推动了整个行业的进步；

★ 近年来，国内的医保控费形式面临严峻挑战，给商业保险的发展带来机遇，促使整个医疗保险体系的革新。

各个环节都在互联网生态中占据着重要的地位，只有协调发展，才能带动整个互联网医疗的进步。

其中，在线问诊环节的重要性尤为突出。线上问诊提供的服务项目包括健康信息咨询、医疗内容查询、诊前咨询等，它的作用主要体现在两方面：一是作为互联网医疗的入口，吸引了众多用户，可以在流量基础上进一步分析、把握用户的核心需求；二是充分发挥网络平台的优势，作为健康管理及慢性病管理的信息存储及查询系统，对接到相应的检测及治疗手段。虽然有不少专家对在线问诊的变现方式提出了质疑，但其发展对整个互联网医疗生态体系的推动作用是不可否认的。

◆ 互联网医疗生态存在的问题

互联网医疗生态在运营及发展过程中也存在很多阻力，如图 2-7 所示，服务系统的不完善是其中最主要的方面。

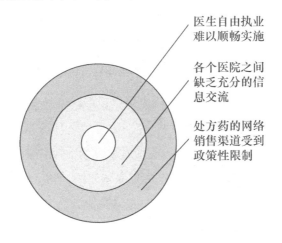

图 2-7 互联网医疗生态存在的问题

（1）医生自由执业难以顺畅实施

互联网医疗生态系统的运转，离不开医生资源的支持。但按照目前的情况来看，医生资源的流动性十分有限。虽然在 2015 年"医生集团"的发展吸引了众多投资人的目光，但就目前而言，多数医生仍然将医院作为唯一执业地点，公立医院难以突破传统经营模式，民营医院扩张缓慢，此外，医保服务不完善、商业保险缺乏实力基础，都给医生自由执业的发展造成阻力。因而，医生集团无法在短期内为整个医疗系统提供强大的资源支持。

（2）各个医院之间缺乏充分的信息交流

按照传统模式运营的医院，都更加注重内部建设而忽视与其他医院之间的信息交流与共享，医疗信息化市场的发展受到技术水平及利益问题的

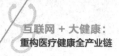
限制。如今，技术问题已不再是阻碍信息化发展的因素，但传统利益格局仍然难以突破。为了实现医院之间的信息共享，必须制定具有针对性的、明确的标准，要求所有医院落实。

（3）处方药的网络销售渠道受到政策性限制

政府部门于 2014 年 5 月底出台了《互联网食品药品经营监督管理办法（征求意见稿）》，据此，不少专业人士预测相关部门到 2015 年会降低处方药网络销售的门槛，然而，2016 年 8 月"网售药品"试点却被相关部门叫停。同时，因为缺乏电子处方、无法实现网售处方药的医保支付，医疗物流的覆盖范围狭小，处方药的网络销售还有待完善，这给整个互联网医疗体系的发展带来不利影响，互联网医疗生态的构建也因为组成环节的缺失而停滞不前。

◆ 互联网医疗生态的发展方向

关于互联网医疗的发展方向，业内人士持有不同的看法，既有主张"互联网＋医疗"的，也有坚持"医疗＋互联网"的。

所谓"医疗＋互联网"，就是利用网络技术，改革传统医疗体系的经营模式及运作流程，加速整体运转。但立足于长远发展的角度，这种表面上的改革无法避开传统医疗体系中的缺陷，因此，只有运用"互联网＋医疗"对传统模式进行颠覆，才能从根本上推动互联网医疗的发展。

另外，要重构生态系统，需要参与方拥有雄厚的实力基础，因此，百度、阿里巴巴、腾讯三大网络巨头利用自己的优势资源，加入互联网医疗发展的队伍中。

互联网医疗生态的发展趋势

◆ 互联网医疗生态系统的构建

医疗健康领域的细分行业较为分散，不同行业之间的联系较少。因而，互联网医疗行业虽然属于互联网行业的范畴，但不容易出现"强者恒强、弱者愈弱"的现象，也就是说，互联网医疗行业中很难出现占有绝对话语权的龙头企业。

虽然三大互联网巨头都进军互联网医疗领域，但分析其当下的发展情形可知，仅凭个人之力，打造出一个运营成熟、结构完整的互联网医疗生态系统是非常困难的。所以，其主要发展方向：定位在产业链中的特定环节上，在发展自身的同时，加强与其他环节的互动。

互联网企业所处的生态闭环在整个产业链中发挥的作用，决定了该公司的影响力，而企业的竞争地位也取决于此。各家互联网企业在竞争过程中，会逐渐走向整合，届时，整个互联网医疗生态体系会趋于成熟，竞争力强的企业最终在市场淘汰赛中生存下来。

◆ 互联网医疗并购案例呈上升趋势

进入 2014 年后，互联网医疗领域的并购案例明显增加，从 2014 年的 8 起增加到 2015 年的 20 起。

互联网医疗企业寻求并购的目的有两方面：一是某些企业在发展过程中奠定了雄厚的资本力量，通过并购获得更多资源优势，以此来拓展企业的业务范围，比如，朗玛信息吞并 39 健康网；二是一些传统医疗企业在发展中意识到互联网平台的优势所在，寻求自身的改革、适应现代化需求，利用并购进军互联网医疗领域，比如，太安堂吞并康爱多。

如今，互联网医疗生态体系的发展十分迅速，将有更多传统企业进行过渡，同时吸引更多优势企业寻求拓展，并购案例会持续增加。

◆ 纵向延伸服务链条，提升用户体验

互联网医疗无法变现的根本原因在于，与留存成本相比，用于吸引用户参与的拉新成本有待提高。另外，大多数互联网医疗平台以横向拓展覆盖面为发展重点，垂直领域内服务不周，生态体系有待完善。

立足于互联网生态体系的长远发展角度来分析，只有提高企业的垂直领域内服务能力，才能维持企业的竞争地位。通过横向拓展及开发用户需求，能够推动电商企业的发展，但互联网医疗企业的发展与电商企业是不同的，前者的客户群体是在明确需求的引导下寻求有针对性的服务，因此，要提升用户体验，就要把握用户需求，提供全面、周到的垂直领域内服务。

互联网医疗企业的客户群体分为两类：医生与患者如图2-8、图2-9所示。为了完善垂直领域的服务体系，企业需要深入分析、研究用户的需求，抓住用户的痛点，根据用户反馈信息不断改善平台的操作流程。

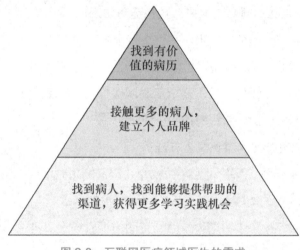

图 2-8　互联网医疗领域医生的需求

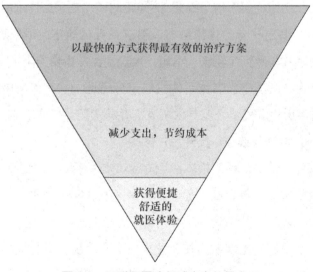

图 2-9　互联网医疗领域患者的需求

无论是企业经营者、有意加入线上医疗平台的医生还是患者，都希望互联网医疗生态体系能够尽早建成并投入运营。如今，越来越多的业内人士倡导医疗健康行业的升级，该领域也吸引了众多投资者。随着发展的深入，政府部门会陆续推出针对医疗健康领域发展的政策，对创业者进行指导。

迄今为止，我国已经出台了分级诊疗、医保控费、药品价格改革等相关政策，旨在革除传统医疗模式的弊端，解决百姓关注的民生热点问题，让现代化的医疗服务惠及更多民众。医改政策的落实，能够突破传统医疗格局的局限性，在很大程度上改变现有医疗服务体系，应当引起业内人士的重视。

【案例】BAT 的互联网医疗生态战争

三大网络巨头在布局互联网医疗方面存在共同之处，即提高自己的竞争优势，在互联网医疗领域占据主导地位。不过，目前这三家企业的发展都未进入成熟阶段，而且近年来，互联网医疗领域逐渐进入行业整合时期，仅凭一己之力很难完成整个生态体系的建设。在布局过程中，百度、阿里巴巴及腾讯都凸显出各自的优势力量，如图 2-10 所示。

◆ 百度：以数据采集及分析为支撑

立足于宏观发展层面来分析，百度发展互联网医疗的方式：进军主要业务，之后不断拓宽自己的业务范围。

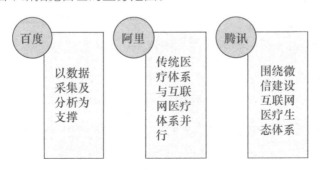

图 2-10　BAT 的互联网医疗战略对比

百度的搜索引擎为其数据分析提供了丰富的信息来源，云计算和大数据的应用提供了强大的技术支撑。所以，与其他互联网巨头相比，百度更加注重对数据的利用，通过挖掘数据价值，为药品开发、临床实验、服务流程的调整与完善、线上诊疗、医疗方案的制订等提供足够的信息参考。所以，百度进入互联网医疗领域要以数据采集为开端。在众多数据采集方式中，智能硬件是收集健康数据的重要渠道。

2013 年 12 月，百度开发出针对于身体健康服务的可穿戴设备 Duilfe，同时推出 Duilfe 平台，利用大数据技术，从智能设备中获取人体健康信息，深入挖掘数据价值，为用户提供医疗、健身、减肥等各方面的信息指导。

同时，百度与技术领先的硬件生产企业达成战略合作关系，整合其技术优势，百度则利用自身的平台优势进行宣传推广，把海量的健康数据集中到同一个平台，对其进行分类处理，对用户的身体健康状况进行实时监测。

另外，百度在掌握用户需求的基础上为其提供丰富的咨询渠道，希望通过满足用户的线上咨询、预约诊疗及挂号等需求来增强用户对平台的依赖性，为独立服务系统的形成打下流量基础。

为此，百度建立了百度医生、拇指医生以及百度健康为用户提供挂号、咨询及信息搜索服务，并与好大夫、趣医网达成合作关系，整合不同平台的优势资源。在线下服务方面，百度与解放军总院、301 医院、上海华山医院等多家医院建立合作关系，还与相关药品生产商进行合作，不断完善医疗服务闭环。

◆ 阿里巴巴：传统医疗体系与互联网医疗体系并行

移动支付是阿里巴巴进入互联网医疗的入口与开端。在激烈的市场竞争中，支付宝不仅是阿里巴巴的优势所在，也为阿里巴巴发展互联网医疗奠定了基础。

在具体的发展过程中,阿里巴巴采取了双线发展策略,即传统医疗体系与互联网医疗体系的发展并行。在传统医疗模式的指导下,支付宝推出"未来医院计划"平台,旨在改革医院的就诊流程,加速整个体系的运转;在互联网医疗模式的指导下,支付宝推出"医蝶谷"平台,旨在提高医生资源的利用价值,扩大医疗服务的覆盖范围。所以,无论医疗改革能否顺利开展,阿里巴巴都能够采取适应性的发展策略。

2014 年 5 月 28 日,支付宝推出"未来医院"计划,以传统医疗服务模式的改革与完善为主导。按照传统的就诊流程,患者需要排队挂号、等待叫号、排队支付,通过支付宝平台,患者能够在网上完成支付、挂号等操作,节省时间与精力,如图 2-11 所示。到 2016 年年初,国内大约 400 家大中型医院与该平台达成合作关系。

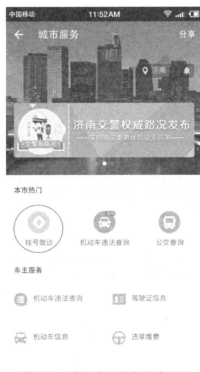

图 2-11 支付宝的挂号就诊入口

阿里健康云医院"医蝶谷"于 2015 年 4 月 1 日正式上线，通过该平台的运营，阿里旨在提高医疗体系的运作效率，通过网络平台满足用户的医疗健康需求。从根本上来说，是阿里为基层社区医疗服务提供信息及平台支持，顺应国内分级诊疗的发展潮流，使不同级别的诊疗机构之间实现信息交流，有助于互联网医疗生态体系的建立。"医蝶谷"为医生自由执业的实现提供了平台支持，另外，其与第三方医学诊断服务机构"迪安诊断"联手，建立完整的医学检验系统，并在发展过程中取得了初步成就。

天猫平台的应用是阿里发展互联网医疗的另一个优势，利用在线支付功能，阿里逐渐建立起自己的线上医疗体系，并组建了医药电商队伍，由此提高自己的竞争地位。2012 年 2 月底，"天猫医药馆"上线，与十多家医药企业达成合作关系，2015 年其销售规模达 67 亿元。

2014 年 1 月 23 日，阿里巴巴与云峰基金共同投资了中信 21 世纪股份有限公司，将其 54% 以上的股份收入囊中，标志着阿里巴巴正式进军互联网医疗领域。在这之前，阿里做了许多尝试与准备工作。

中信 21 世纪是中信集团旗下的香港上市公司，其业务项目有电信服务、多媒体业务、软件开发业务及互联网相关业务等，其于 2014 年 10 月 21 日正式更名为阿里健康信息技术有限公司。很多业内人士认为阿里收购中信 21 世纪的目的是获得上市资格，其实不然，中信 21 世纪之所以吸引了阿里的目光，是因为国内唯一的药品监管码体系在他们手中。通过收购，阿里巴巴便拥有了 95095 平台，能够获取到药品在整个流通过程中的数据信息，通过数据分析及处理挖掘其应用价值。

◆ 腾讯：围绕微信建设互联网医疗生态体系

腾讯在发展互联网医疗生态体系的过程中，围绕微信开展一系列建设，通过微信平台的应用，加强患者与医生的信息交流，以此作为涉足互联网医疗市场的开端。

微信的作用主要体现在两个方面：一方面，随着微信的发展及应用的普及，近年来，很多互联网医疗企业都开设了官方微信平台，利用微信平台扩大宣传、加强与用户之间的交流互动；另一方面，微信开通了支付功能，并于 2014 年推出智慧医院服务，通过简化患者就诊流程，提高医院的运转效率，加强了患者与医生、医院之间的信息交流，方便患者掌握自己的身体健康状况。

统计结果显示，到 2015 年年初，有 100 家医院可以通过微信平台实现就诊流程的操作，1200 家以上的医院允许患者利用微信进行挂号，使用该功能的患者在 300 万人次以上。另外，腾讯利用微信平台的优势，与医疗电子公司达成一致，掌握了通过医疗硬件收集到的健康数据，而且腾讯本身也推出硬件产品"糖大夫"，以此作为进军慢性病管理的开端，收集更多的医疗数据资源。另外，为了建立完整的药品流通体系，腾讯联手海王星辰，利用微信平台发展线上线下相结合的药品服务模式。

2014 年以来，腾讯先后投资了几家发展势头良好、专业资源丰富的医疗平台，并将医生资源丰富的平台作为投资重点。

2014 年 9 月，医疗健康互联网公司丁香园获得腾讯 7000 万美元的投资，1 年之后，医联网获得腾讯 4000 万美元的投资。虽然丁香园具有较强的学术研究性质，医联网则偏重于实践性，但两者的共性就在于针对的人群都是医生。通过重金投资，腾讯便将医生资源牢牢掌握在手中。

除了丁香园和医联网，腾讯还对挂号网进行了重金投资。2014 年 10 月，腾讯以 1 亿美元领投挂号网，2015 年 9 月，挂号网获得腾讯产业共赢基金、启明创投、晨兴创投、复星昆仲资本的 1.07 亿美元融资，挂号网对外宣布更名为微医集团。

微医集团的发展目标有 3 个，包括在国内所有地区建立线上分级诊疗平台，实现医疗资源的共享；建立中国式的微医责任医疗组织；利用资金优势，联手医疗机构发展线下医疗。微医集团的成立，使腾讯不仅掌握了医生资源，也抓住了流量入口，逐渐形成完整的互联网医疗生态系统。

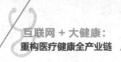

【案例】Google 的医疗健康帝国版图

近年来，谷歌在医疗健康方面投入了大量的资源，据统计机构发布的数据显示，2013 年谷歌风投项目总额中医疗健康项目投资额占比为 9%。到了 2014 年这一数字增长为 36%，2015 年的比重虽然有所下降，但与微软、苹果等巨头相比，31% 的比重仍显示了谷歌对医疗健康领域的重视。下面就对谷歌构建的医疗健康帝国版图进行详细介绍。

◆ 智能穿戴及智能硬件

2012 年 4 月谷歌在开发者大会上公布的谷歌眼镜让人们受到了强烈的冲击，外界普遍对这款售价 1500 美元的土豪级黑科技产品的正式上线满怀期待。此后，社会各界对谷歌眼镜的关注一直未曾停止。2013 年 7 月，管理咨询巨头埃森哲与飞利浦达成战略合作，双方将针对"Google Glass"头戴式显示器对改善手术实施过程的有效性及效率进行研究。

谷歌眼镜具备医疗教育功能，它可以向学生们展示第一视角的手术画面。此外，它还能让佩戴这款眼镜的医生们记录手术过程，以便对工作进一步改进。

虽然 2015 年 1 月，谷歌公司宣布停止谷歌眼镜的"探索者"项目，但其执行董事长埃里克·施密特在同年 3 月又指出："今后我们将会继续开发谷歌眼镜，它对我们如此重要，以至于无法放弃。谷歌眼镜是一个重要、极具根本性的平台，就像自动驾驶汽车一样，它是一个长期的项目。"

除了谷歌眼镜项目外，隐形眼镜也是谷歌的一项重要布局。2014 年 7 月，谷歌与瑞士诺华制药进行合作，双方将进一步对 Google X 实验室开发的智能隐形眼镜进行完善。为了检测自身的血糖水平，有的糖尿病患者每天甚至要将自己的手指刺破 10 次。而这款眼镜将通过佩戴者泪液中的血糖水平来取代糖尿病患者进行的抽血化验。

为了进一步优化可穿戴设备的操作系统，谷歌于 2014 年 3 月公布了基于 Android 原生系统的 Android Wear，它融合了 Google Now 语音识别技术，目前主要应用在智能手表产品中。随着谷歌在移动医疗市场布局的进一步扩展，Android Wear 将在 Google Fit（谷歌面向全球范围内的应用开发者推出的健康追踪应用开发平台）中大放异彩。

2015 年 2 月，Google X 实验室上线医用测癌腕套。这款产品的功能是让医疗机构更为精准地监测癌细胞微粒。佩戴者需要每月服用两粒特质药片（内含纳米粒子），测癌腕套可以将这些纳米粒子收集起来，并检测其中的癌细胞粒子含量，这可以帮助用户提前发现自己体内的癌细胞状况。

对生命科学领域，谷歌也投入了大量的精力。谷歌正在研发的学习系统致力于帮助人类检测上千种疾病，如果未来能够得到推广普及，将为医疗资源匮乏的我国创造出巨大的价值。此外，Google X 实验室生命科学部正在研发的"脑机接口"技术，将对受到外伤性脑损伤及脊髓损伤的大脑进行深入分析。

2015 年 5 月举行的谷歌年度开发者大会上，谷歌发言人公布了一个相当有趣的项目"缇花计划"（Project Jacquard）。该项目由谷歌与世界著名服装品牌 Levi's 共同进行，其目的是创造出具备轻触式遥控功能的智能导线纤维服饰，届时，服装将成为一个触控屏。这将引发一场以智能服装为中心的可穿戴革命，那些服装设计师们不需要掌握电子技术，就可以随心所欲地创造出那些受制于纺织工艺、染料性能等而无法生产出的智能服装产品。

◆ 远程医疗

2013 年 10 月，谷歌旗下的风投机构 Google Ventures 投资了针对亚健康及病情相对稳定的群体提供诊疗服务的创业公司 One Medical。这家企业的目标是有效改善医患关系并提高医疗服务效率，用户可以在线上（官方网站与手机 APP 皆可）填写数字表格、预约就诊、申请电子医疗记录等。而且与美国普通医疗机构的医生平均每天要为 25 ～ 30 人提供服务相比，One Medical 的医生每天只接诊 15 ～ 16 人，每个患者享受医疗服务的时间相对更长。

2013 年年底，谷歌对远程医疗平台创业公司 Doctor On Demand 的投资被业内给予了高度评价，此次融资 Google Ventures 与其他两家投资机构共计投资 300 万美元。此后，Doctor On Demand 分别于 2014 年 8 月与 2015 年 6 月完成了 2100 万美元、5000 万美元的融资，发展前景良好。

Doctor On Demand 是一家 2012 年成立的提供一对一视频医疗咨询服务的远程医疗服务公司。根据自己的症状，用户可以在 Doctor On Demand 平台上选择相关领域的医生，网站支持上传医学影像。此外，Doctor On Demand 提供的医疗服务主要面向感冒、近视、过敏等轻小病症，医生每次诊疗服务的价格通常在 30 ～ 40 美元。

2014 年，谷歌与奎斯特诊断公司牵手合作，后者是一家国际顶级临床诊断公司。二者合作的目的在于帮助医生与患者之间进行密切交流，比如，邀请患者前往诊断实验室参观，并可以查询由全美十多万名医生提供的医疗诊断数据。

2014 年 10 月，谷歌上线综合性医疗咨询平台 Healthcare Helpouts，该平台的服务内容与谷歌投资的 Doctor On Demand 相似，也是帮助用户通过在线视频的方式向医生咨询医疗问题，这可以让医生群体充分利用自己的碎片化时间提高收入。

◆ 医疗大数据

谷歌搜索引擎为其布局医疗大数据提供了强有力的支撑。2009 年成功预测冬季流感的谷歌，首次让外界见证了大数据对人类社会产生的强大影响力，此后在医疗行业掀起了一股医疗大数据变革之风。

2012 年 9 月，谷歌公司投资了大数据医疗保健创业公司 Predilytics。借助大数据及智能分析技术，Predilytics 可以为医保服务提供更为精准的预测数据，从而帮助医保企业有效降低风险。此外，Predilytics 还帮助用户制订健康计划，以电子档案的方式将患者的医疗信息存储在数据库中，进一步提升医疗管理效率。

2014 年 5 月，谷歌旗下的 Google Ventures 以领投者的身份参与了对癌症大数据分析企业 Flatiron Health 的 B 轮融资，融资总额为 1.3 亿美元。

2012 年创建的 Flatiron Health，致力于为肿瘤研究及临床医疗提供完善的大数据服务解决方案。用户无须手动录入医疗数据，直接借助 Flatiron Health 就能够获得精准的患者肿瘤数据。Flatiron Health 帮助医疗服务人员对与癌症相关的数百个考核指标进行实时追踪的同时，还将帮助医疗人员将这些追踪数据与临床医疗数据进行匹配，从而让用户享受到更为优质的医疗服务。

2014 年 7 月，谷歌对外公布了 Baseline Study 项目，该项目的目的是对健康人体的相关身体数据进行全面描绘。该项目初期研究的目标群体为 175人，这些研究对象的基因及分子信息将被存储在谷歌建立的数据库中，后续的样本规模将会扩展至数千人。

2015 年 2 月，谷歌宣布对其搜索引擎的医疗信息搜索方式进行优化，调整了超过 400 种常见疾病的搜索关键词，医疗信息将被纳入谷歌的"知识图谱"系统。这将使用户在搜索某种疾病的关键词时，获得更为丰富的相关数据信息，比如如何对其进行有效治疗等。毋庸置疑的是，医疗信息加入谷歌知识图谱系统后，将大幅度提高医疗信息的搜索效率。

◆ 基因技术

谷歌十分热衷于对基因技术领域进行投资，一位 Google Ventures 高管表示："我们对通过基因技术治疗癌症的项目非常感兴趣，尤其是那些能够检测出何种、哪一部位的基因突变将导致发生何种癌症的基因技术。"

如果可以将癌症精确至某一部分的基因，医疗人员将可以采用以基因修复为代表的"基因组编辑"技术，对该段病变基因实施切断、替换或添加。事实上，如果基因技术实现实质性突破，不仅是癌症，许多人类目前仍未攻克的疑难杂症都能得到有效解决。

早在 2007 年，谷歌就投资了基因测试创业公司 23andMe，如今这家创业公司已经发展成为基因测试领域最具影响力的巨头。

这家公司的创始人安妮·沃西基（Anne Wojcicki）是谷歌创始人之一谢尔盖·布林的前妻，同时也是 YouTube CEO 苏珊·沃西基（Susan Wojcicki）的妹妹。

23andMe 的业务模式为，用户可以用邮件的形式提交自己的唾液样本，预计 4 ~ 6 周后将会受到基因测试结果（可以在线上直接查看），每次测试费用为 99 美元。测试结果将涵盖超过 250 项考核指标，详细展示了用户的病史、家族信息、遗传症状、对某些特殊药物的反应预测等。此外，23andMe 还开发了社区模式，用户们可以根据自己基因的特点组建社群，甚至有用户通过 23andMe 的测试结果找到了自己失散多年的亲人。

2015 年年初，谷歌首个独立研发的基因项目"谷歌基因组（Google Genomics）"正式上线，该项目基于谷歌云端基础设施，能够对 DNA 序列进行存储、处理、分析并分享。在掌握海量基因组样本数据的基础上，未来一段时间内，谷歌将为人类在医学领域取得更多的实质性突破提供强有力的支撑。

◆ 新型药剂

如同无人汽车、可穿戴设备一般，2013 年 9 月，谷歌旗下的抗衰老公司 Calico 正式成立的新闻在社会各界引发了广泛议论。该项目并非来自于神秘的 Google X 实验室，而是由谷歌创始人之一拉里·佩奇与 Google Ventures 的前任 CEO 兼投资人 Bill Maris（2016 年 8 月离开 Google Ventures，其表示今后会将自己的时间与精力投入到家庭中）支持的独立项目。

Calico 的主要目标是研究抗衰老，尽可能地延长人类寿命。2014 年 9 月，Calico 官方发言人表示，公司目前已经与 UT Southwestern 就研发神经退行性疾病药物达成战略合作协议。

2014 年，谷歌研发了"癌症检测丸"，这种新型药物中含有纳米粒子，它将与人体血液内的与癌症相关的某种分子产生化学反应，结合用户佩戴的智能穿戴设备，即可对用户的癌细胞进行检测。从现有技术条件来看，这种药物的真正落地仍需要一段相当长的时间。此外，对于基因药物，政府部门的监管颇为严格，因为如果基因问题的处理稍有不慎，很可能会给人类带来灭顶之灾。

2015 年 5 月，口服生物制品给药技术创业公司 Rani Therapeutics 获得谷歌投资，该公司的产品主要涉及多肽、蛋白、疫苗、抗体等。这类药物将与微型注射器同时被放置在特制胶囊（胃中的腐蚀性化学成分无法将其分解）中，胶囊达到小肠后，内置弹簧将注射器针头弹出，并将药物直接注射进小肠壁内。

◆ 健康档案管理

谷歌本身拥有的医疗数据，为其布局医疗档案管理领域打下了坚实的基础。2009 年上线的 Google Wave 是谷歌开发医疗档案管理业务的一次有益尝试。2010 年，美国政府对医疗云项目寻求服务解决方案，总金额高达 190 亿美元。

谷歌为了拿下这一订单，在 Google Wave 方面投入了更多的资源，其计划是搜集海量的医疗数据，并将在时间轴上对它们进行展示。但令人颇感惋惜的是，Google Wave 项目在 2010 年 8 月被谷歌内部叫停，并于 2012 年彻底放弃该项目。

2009 年，谷歌与微软同时获得了英国国民健康保险体系（NHS）中的海量患者数据。由英国《每日邮报》公布的数据显示，这些数据交由谷歌与微软管理后，预计每年可降低 8000 万英镑的管理成本。

◆ 医疗健康应用

2014 年 6 月举行的谷歌开发者大会上，谷歌健康追踪应用开发平台 Google Fit 正式亮相，该项目致力于借助用户使用的可穿戴设备对其每天的活动进行实时追踪。

2015 年 6 月，谷歌公司确认了此前媒体报道其正在研发医疗健康应用产品 Study Kit 的真实性。据谷歌公布的数据显示，Study Kit 属于 2014 年 7 月上线的 Google Baseline Study 大型医学研究项目，该项目由 Google X 实验室研发。

第 3 章

移动互联网时代的医疗健康革命

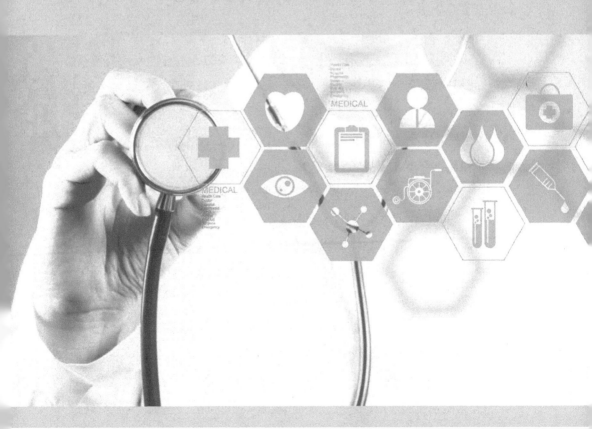

"互联网＋"时代的移动医疗

"互联网＋"出现在政府报告中，体现出政策方面的有力支持与重视，与此同时，也对其发展提出了相应的要求。那么，移动医疗领域如何更好地与"互联网＋"相结合，完善自身的发展？综合来看，"互联网＋"推动移动医疗发展体现在以下几个方面。

◆ 以线上线下连接解决患者难题

"互联网＋"的应用，能够在哪些方面完善医疗领域的工作？据统计，到 2015 年，已有 7000 多个医疗政务微信公众号投入运营。医疗政务微信公众号能够简化医疗流程，加速医疗系统的运转，改善挂号、候诊、收费耗费时间长，而看病时间短的问题，加强医生与患者之间的互动交流，为就诊者提供更加完善的医疗服务。

另外，"互联网＋"的应用，能够给患者就医带来诸多便利，利用网络技术优势，用户可在网络平台完成挂号、查询医疗报告结果，并可实现电子支付，无须提前排队挂号，也不用在缴费环节浪费太长时间。

"互联网＋"的应用能够加强医生与患者之间的互动交流。医生可通过线上医疗平台查看患者的电子档案及上传的检验报告，详细了解患者对自身的病情描述，并据此下达电子处方，使患者获得更完善的服务。

"互联网 +"的应用可以改善人们的身体健康素质。在医疗需求不断增长的今天，与健康管理相关的硬件及软件产品相继推出，利用先进的技术，用户能够实时掌握自己的健康情况，合理安排日常生活，通过锻炼提高身体素质，增强抵抗力，而这能够有效缓解医院"人满为患"的情况。

"互联网 +"的应用能够节省医疗投入。通过线上医疗咨询、使用可穿戴健康产品，用户能够及时与专业医疗服务人员取得联系，医生则能够及时了解患者出院后的康复状况，对其用药方法进行指导，患者足不出户就可进行专业咨询，能够减少医疗费用。

◆ 由慢性病管理切入"60+"医疗健康服务市场

什么是"60+"医疗健康服务市场？简单来说，互联网医疗产业在近几年获得迅速发展，其覆盖范围不断向外延伸，很多互联网医疗企业开始将目光聚焦到超过 60 岁的用户身上，针对他们推出一系列健康管理及医疗服务，并以慢性病管理为切入点，进行更大范围的市场开拓。

"60+"医疗健康服务市场拥有巨大的发展空间。超过 60 岁的用户群体是"60+"医疗健康服务的主要消费对象。统计结果显示，20 世纪 60 年代中期以来，我国的老龄化问题逐渐凸显出来，到 2014 年，我国超过 60 岁的老年人口规模多达 2.12 亿，这部分人口比重超过 15%，中国也是全球范围内首个老年人口超过 2 亿的国家。而对老年人来说，医疗健康服务显得尤为重要，在这种情况下，健康养老与医疗保健的发展将呈上升趋势。

患有慢性病的人群中，老年人占据大部分。权威机构的统计结果显示，相比于年轻人，超过 65 岁的群体患有高血压、心脏病、糖尿病等慢性疾病的风险更大，要比年轻人高出四五倍左右。在我国，有 1 亿多的老年人患有慢性病，也就是说，平均每 5 个老年人中，就有 3 个人患有慢性病。因此，超过 60 岁的老年人群体对慢性病管理的需求十分强烈。为了控制及治疗慢性病，医疗机构需要投入大量的成本，有将近七成的医疗费用被用于这个方面。

将现代信息技术应用于慢性病管理，能够有效减少医疗成本消耗。美国权威机构对全国范围内的糖尿病患者进行调查分析后发现，慢性病管理能够减少 40% 以上的医疗支出。所以，针对老年人群体进行的健康检测、线上诊疗与咨询、药品依从性管理、日常生活指导等将受到众多消费者的青睐。

国内在这方面具有代表性的，是由腾讯在 2015 年推出的"糖大夫"，如图 3-1 所示，该产品能够把收集到的血糖信息上传到微信，子女可依据父母的血糖信息对其进行关怀与提醒。

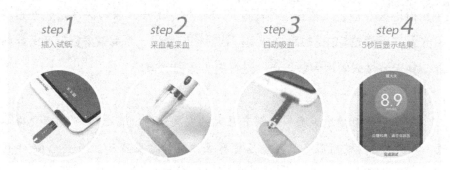

图 3-1　糖大夫的操作步骤

但不能忽视的一点是，大多数老年人不熟悉互联网及相关产品的应用。据中国互联网络信息中心的统计，到 2014 年，我国绝大多数的网络用户都在 60 岁以下，其比重占到 97.6%。因此，为了加强老年人对互联网的认识，要面向老年人进行互联网知识的普及。

◆ 亟须推动政策同步突破

互联网在医疗行业的应用拥有巨大的发展空间，其市场规模可突破千亿元。随着医改的进行、现代信息技术应用的普及，医疗行业吸引了越来越多的投资，加上需求量的增加，线上诊疗咨询、移动医疗健康产品、医药电商、数字化医疗健康服务等会加速发展，逐渐出现集群效应。

据权威机构统计，国内互联网医疗的市场规模在 2014 ～ 2017 年间将增加 250 多亿元，总体规模在世界各国中的排名可能跃居第二位（第一为美国）。

然而，从目前的医疗行业整体发展情况来看，多数医疗机构及从业者在"互联网 +"应用方面的积极性不高。另外，与线上诊疗及咨询、医药电商等发展密切相关的数据资源开放、医药分离、医生自由执业、医保改革等规范性措施及政策还未正式出台。

所以，要从根本上革除整个医疗系统存在的弊端，进一步开拓互联网医疗健康市场，还要进行政策方面的完善，并加速其实施。

▌移动医疗的盈利模式▌

移动医疗健康领域正受到越来越多的关注，被各方认为是具有巨大发展潜力的蓝海市场。全球移动通信系统协会（GSMA）的报告指出，到2017 年年底移动医疗市场的创收规模预计将达到 230 亿美元；而根据艾媒咨询的预测，我国移动医疗市场规模在 2017 年年底也将突破百亿元人民币。

移动医疗体系的复杂性使其不易塑造有效的商业模式，不过，移动互联网整体生态的不断优化成熟，将为打造移动医疗盈利模式带来更加广阔的想象空间。

◆ 为医生提供临床信息参考

移动医疗是基于移动互联网的发展成熟成长起来的，能够借助移动互联网的力量对医疗管理方式、医患沟通模式、医生从业生态等多个方面进行重塑再造，进而挖掘、培育出新的医疗健康市场。

2011 年 4 月全球首家上市的移动医疗公司 Epocrates，就致力于打造药品和临床治疗数据库，通过手机为医生提供临床信息参考。在 2012 年获得的 1.2 亿美元收入中，八成来自药企，两成来自医生支付的软件服务费用。

随着互联网的发展普及，医疗服务信息化已成为全球医疗健康领域发展的必然趋势。我国也有越来越多的医院开始参与到信息化建设和转型中，通过打造综合性、一体化的医疗服务信息化平台，提升自身的服务效率和质量，实现医疗资源的更优化配置和高效利用，获取更多收益。

不过，当前国内医疗服务的信息化、互联网化转型升级还面临着以下诸多瓶颈。

移动医疗服务信息化平台的打造和后期维护都需要巨额的资金投入，一些医院由于经费有限而难以承担，只能实现部分科室医疗服务的移动化、信息化，这显然无法发挥出信息化平台系统的真正价值。

移动医疗服务系统的建设也面临着技术方面的瓶颈，如移动设备的条码识别率不高、待机时间较短、无线网络信号覆盖范围和质量有待完善等问题，都会影响系统的运作效率和使用体验。

此外，由于医院并没有在内部建立起与移动医疗新业务相契合的流程与模式，因此也无法对移动医疗服务信息系统的应用效果进行精准评估。

◆ 为企业提供远程医疗服务

移动医疗模式突破了物理距离，让人们可以随时随地获得医疗服务。如美国有数百家公司直接或通过保险公司与远程医疗服务提供商进行合作，从而既减少了公司的医疗成本，又使员工能够获得全天候的医疗服务。美国最大的专业健康险公司维朋（WellPoint）的研究显示，远程医疗服务能够帮助用户平均每次问诊节约 71 美元的资金成本和 2 ～ 3 小时的时间成本。

可见，远程医疗弱化了医疗服务供需两端的空间阻碍，大大缩减了传统门诊模式的排队等待时间，是对有限的医疗资源的更优化配置和利用，对缓解我国优质医疗服务资源的供需紧张和分配失衡问题大有裨益。

广义上看，远程医疗服务包括偏重诊断的远程医疗系统和偏重大健康管理的医疗服务平台。当前国内很多医院积极打造的远程会诊系统属于前者，其有利于解决人们看病难的问题；大健康管理平台则主要致力于引导和培育人们健康的生活方式，实现疾病预防。

远程医疗是移动医疗领域的重要内容，但当前来看还任重道远。一方面，远程医疗尚未建立起一套人们可以遵循的具有引导规范意义的标准，因此面临着如何保证信息传输的完整性、可靠性以及网络安全等问题；另一方面，任何远程医疗服务都离不开专业医师的参与和配套软硬件设备的支撑，而当前不论是相关的配套硬件还是医务人员的软件支持，都有待进一步优化完善。

◆ 为用户提供导医服务

人们对自身健康状况的重视和对健康管理的需求，为健康咨询和管理领域的发展奠定了坚实的市场基础，也使相关公司看到了客户关系服务所拥有的商业价值想象空间。

2007 年成立的美国在线医生预约平台 ZocDoc，通过综合考虑地理位置、保险状态、医生专业等多种因素，为病患推荐附近合适的医生，并直接通过平台完成预约。2015 年 8 月完成 1.3 亿美元融资后，ZocDoc 的整体估值达到 18 亿美元，成为独角兽科技公司中的一员。

随着移动互联网的深入发展，国内也涌现了诸多由商业机构提供的导医服务，如丁香园、好大夫在线等医疗服务平台，都已开通了医师推荐和预约服务。

有些平台在聚合了足够的用户之后，开始探索基于客户关系服务的盈利模式。如移动医疗咨询应用春雨医生 2014 年 1 月推出的付费会员制便是对平台商业化的一次尝试，用户每月只需支付 8 元便可拥有会员身份，可以无限次地进行免费医疗健康咨询，而非会员用户每 10 天才能获得一次提问机会。

这种盈利模式是以庞大的用户规模为基础的，而 2011 年 7 月上线的春雨医生经过多年的积累，到 2015 年 7 月已拥有 6500 万用户、20 万名注册医生和 7000 万条健康数据，平均每天为人们解决 11 万个健康问题。

不过，用户通过商业机构搭建的线上平台获取医疗健康咨询服务，将面临个人隐私及信息泄露的风险；同时，当前针对移动医疗领域的各种政策和监管措施尚未成型，因此网站、APP、医生等是否具有相关部门认可的资质，也是一个需要考虑的问题；此外，线上医疗服务中的医疗责任鉴定也是一个亟须解决的问题。

◆ 为医院提供移动医疗服务系统服务

在美国还有一种医院之间联网运营、共享医疗资源和病患信息，进行线上预约、就诊、开药的医疗服务模式。病人可以直接在网上预约、索取处方药、获得诊断结果的电子版以及查看医生对自己健康状况的判定；医生则可以在线上获取病患的电子病历，更加详细地了解病患的健康状况。

国内也有多家医院建立了较为成熟的移动医疗服务系统，如通过"移动医生应用"，医生能够实时获取患者的病情信息，从而可以根据病患的病情发展和康复情况同步制定更有效的治疗方案。这种线上医疗服务系统也使医生不必非得待在医院，而是可以随时随地通过移动医疗服务系统平台查看病患的诊断报告，然后下医嘱。

不过，当前国内医院建立的移动医疗服务系统不仅信息化、网络化水平还有待提升，而且不同医院间也没有实现病患电子病历、诊疗信息的互联互通，进而导致移动医疗服务系统无法发挥出真正的价值；同时，医院这一关键环节的缺位，也大大影响了商业机构提供的健康管理、诊疗辅助等相关服务的效果和盈利。

◆ 为患者提供慢性疾病管理服务

移动医疗模式能够实现医患之间的实时连接与深度交互，这将对慢性疾病管理大有益处。例如，移动医疗鼻祖、疾病管理领域的领跑者WellDoc 推出的糖尿病管理 APP，就成为首个通过美国 FDA（Food and Drug Administration，食品和药物管理局）审批的帮助医生开具更合理处方的移动应用。

国内来看，2014 年 4 月，卫计委医药卫生科技发展研究中心推出了"中国高血压患者心血管危险因素全面管理工程"，该工程计划覆盖全国 150 家三甲医院，将帮助患者与医生通过手机 APP 进行实时高效连接交互。

我国有超过 3 亿的慢性病人，且这一群体的规模还在不断增加。因此，在社区中搭建移动医疗服务系统，帮助更多病患借助移动医疗产品实现疾病的自我管理，对心血管等慢性病的防治具有重要价值。而当移动医疗APP 聚合了足够的用户后，移动医疗服务的商业价值和盈利模式也就获得了更大的想象空间。

不过，移动医疗 APP 想要深度发展，就必须在病患隐私保护、医嘱合法性等方面探索出有效的问题解决方案；而且，由于慢性病的主要群体老年人有很多并不习惯于移动医疗服务，因此移动医疗 APP 也无法完全"占领"慢性病管理领域。

可穿戴健康医疗

近年来，可穿戴产品的医学应用逐渐得到开发，随着消费者群体对相关产品认识的进一步深入，国内市场对可穿戴产品的需求量迅速提高。根据中国信息通信研究院发布的《可穿戴设备研究报告》，2015 年，中国智能可穿戴设备市场规模为 125.8 亿元，同比增长 471.8%。据艾美仕咨询的数据统计，在所有可穿戴产品市场中，医疗类及健身类产品将占据 60% 以上。而瑞士咨询公司 Soreon Research 的研究报告也显示，可穿戴设备的应用可能改变整个健康保健系统，在未来 4 年可能使 130 万人免于疾病导致的死亡。

与此同时，可穿戴品牌 Fitbit 在上市的第一天就以股价上升 50% 的良好业绩向我们说明，医疗可穿戴产品拥有巨大的发展潜力。

◆ 可穿戴医疗健康设备的分类

可穿戴设备是指直接穿在用户身上或能够嵌入衣服或配件中的移动便携智能终端。可穿戴设备不仅是一个硬件终端，也是连接用户与软件服务、实现数据和云端交互的入口。在移动医疗领域，当前主要有两类可穿戴医疗设备：其一是体外数据采集设备，可以用于血糖等慢性病的实时监测；其二是心率、脉率、呼吸频率、体温、热消耗量等体征数据收集设备，主要帮助用户制定健康合理的生理活动规划，实现用户大健康管理。

人们对自身健康管理的重视以及个性化医疗服务需求的不断增多，为可穿戴医疗领域的发展提供了巨大的市场空间。

理想的可穿戴医疗系统能够对用户健康信息进行长期收集，并通过与人群基准健康数据的对比及时发现用户可能存在的风险，实现及时预防诊治；同时，可穿戴医疗系统也能够为医生提供患者病情的变化和康复情况，从而更有针对性地制订个性化诊疗方案。

2014 年 6 月 2 日，苹果公司在其召开的年度开发者大会上正式公布了一款移动应用平台产品 HealthKit，并计划于苹果 iOS8 系统中落地。该项目的合作伙伴包括运动品牌耐克及世界顶级医疗机构美国梅奥诊所。同年 9 月，Apple Watch 的上线标着苹果公司以"可穿戴设备＋健康云平台"为核心的移动医疗健康布局日渐清晰。

据苹果官方给出的资料显示，Apple Watch 内部安装了 Activity 应用，可以对用户的运动数据进行记录，如图 3-2 所示。

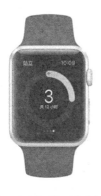 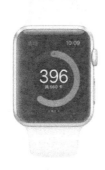 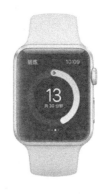

站立：少坐会对你的健康大有裨益。每当你站起身活动时，Apple Watch 就能感应到。如果你在一天的 12 小时里，每小时都能至少起身活动 1 分钟，就能完成站立圆环。

活动：Apple Watch 每周能根据你近期的记录，为你提供目标建议，告诉你需要主动消耗多少卡路里。你也可以上下调整目标，直到你觉得合适为止。当你达到当天的目标时，活动圆环就会完成。

锻炼：任何相当于快走或以上强度的运动，都可归为锻炼。当你达到建议的每日 30 分钟的锻炼时间，就会完成锻炼圆环，而且你可以累积实现，不必一口气完成。

图 3-2　Apple Watch 的运动圆环

当用户处于某种不健康的状态（如 1 小时内维持坐姿超过 50 分钟）时，Apple Watch 会向用户发出提醒；当用户的运动指标达到标准时，系统将会为用户颁发虚拟奖章，并支持将其同步至 iPhone 手机后分享至朋友圈。

HealthKit 记载了包括营养、睡眠、器官、健身、身体状况在内的 7 种个人健康数据。用户只需要在自己的苹果手机上安装 "Health" APP 应用，就可对自己的健康数据进行有效管理。此外，当用户的苹果手机上同时拥有多款健康应用产品时，"Health" 不仅将会与这些应用产品保持数据关联，从而全面整合用户的健康信息，而且将同时显示其他应用产品统计的相关健康数据，以便用户更好地进行管理。

2015 年年初，苹果公司与 14 家美国顶级医院就进一步研发并完善 HealthKit 达成战略合作协议。该合作项目的目标是让广大医生群体可以对其服务的慢性病患者进行医疗追踪服务，根据搜集到的动态信息尽可能地在患者发病以前进行治疗。这在为患者提供更为优质的医疗服务的同时，也将大幅度降低其医疗成本。

从苹果公司在移动医疗领域的一系列布局来看，其终极目标是要改变现有的"为服务收费"的传统医疗服务机制，使以结果为核心的传统医疗服务价值考核标准转变为以过程为核心的现代医疗服务价值考核标准，最终让所有的患者都能享受到优质的医疗健康服务。

可穿戴医疗系统的最大价值是对用户健康数据的收集，但当前这方面还没有建立起规范化管理和专业性指导机制，且难以保证数据的可靠性和准确性；同时，国内民众的大健康管理理念尚未形成，可穿戴医疗系统的相关技术也有待进一步发展突破。

国内的医疗可穿戴产品还需进行功能方面的改进。近年来，国内相关产品不断增多，到 2015 年达到 150 种以上，其用户群体以老年人、儿童、孕妇等为主，这些产品主要负责收集用户的血压、血糖、运动过程中的身体变化、胎儿健康状况等数据信息。因为没有推出非常符合用户需求的应用，大多数可穿戴产品之间没有太大的区别。其医疗方面的应用还有待开发，同时要注重用户参与度的提高。

◆ 可穿戴医疗健康设备的应用

（1）个人健康管理

长期缺乏运动、饮食不规律，使越来越多的上班族陷入了"亚健康"状态。要解决这一问题，除了改变生活习惯，注意休息、加强锻炼以外，借助可穿戴设备也能取得不错的效果。

以 Fitbit Charge 运动手环为例，它可以帮助用户记录日常运动数据，如行走距离、步数、能量消耗、运动时间等。此外，Fitbit Charge 还能对用户的睡眠情况进行有效监测，协助用户对每天的休息时间进行合理规划。

（2）多种疾病的预防

事实上，包括癌症在内的许多疾病在未发病时或者发病前期，如果及时进行治疗都能得到有效控制，而且花费的医疗成本要低得多。佩戴具备医疗健康功能的智能穿戴设备，可以帮助我们在日常生活中及时发现一些难以发现的疾病。

以心血管疾病为例，作为一种并发症，患者在发病之前会出现肥胖、高血压、糖尿病等，如果通过佩戴智能穿戴设备对这些症状进行监测，就可以在出现相关问题时，及时调整生活习惯并接受治疗，从而实现降低心血管疾病发病率的效果。

（3）慢性病管理

医疗资源缺乏问题成为我国亟须解决的一大痛点，对于那些需要长期治疗的慢性病患者这一问题尤为严重，即便是患者去医院进行复诊也要重新挂号。为了减少时间成本、资金成本，我们可以使用一些针对某些疾病的可穿戴设备来对相关数据进行追踪及管理，如 Microsoft Band、Sony SmartBand 都可以帮助心脏病患者对心率进行实时监测。

最后，再来分析一下可穿戴产品在医疗领域的未来发展将趋向于哪些方面。从其他国家可穿戴设备的具体应用来分析，该产品主要聚焦在垂直医疗领域的开拓。

★ 收集与人体健康有关的更多数据信息，获取人体水分比例、皮肤温度等。

★ 检测用户的血糖水平、眼部健康状况等。在这方面具有代表性的是 ScrippsHealth 公司，其研发的传感装置由纳米材料制成，能够植入用户体内，收集血糖数据。

★ 增加功能设置，如识别功能、自动提醒等。Nymi 是由 Bionym 公司推出的一款可穿戴产品，它依据用户的心跳信息进行设备加密；Brightly 产品由 LirScientific 公司推出，能够提醒尿失禁病人及时上厕所。

★ 为特需人群提供服务。如针对婴幼儿开发的脚环产品，可以显示婴儿的心跳信息及其他健康数据。

"移动医疗＋健康大数据"

各类可穿戴设备的发展普及积累了大量与健康相关的数据信息，对这些健康数据信息进行深度整合分析，有利于推动移动医疗服务体系的发展成熟，并带来巨大的商业价值。

从医疗数据库中获取病人健康信息，帮助医生更有针对性地制订诊疗方案；通过移动医疗系统实现病患之间的实时高效连接，实现对患者病情的实时掌控和及时诊治……基于健康大数据的移动医疗服务有着巨大的想象空间。

大数据的价值在于通过分析与数据匹配的社会互动关系，帮助市场服务的供需双方实现高效精准对接，建立信任关系。例如，在美国，病人可以通过医疗诊断类的评价应用对医生进行信用评级，公开数据信息，实现医患之间的连接信任，真正发挥出移动医疗服务的价值。

与之相比，我国医疗领域的整体信息化水平还处于初级阶段，整体投资也有较大差距，这些都影响了医疗健康大数据的价值发挥。特别是当前国内医患矛盾突出、彼此高度不信任的情况下，如何利用健康大数据缓解医患之间的紧张关系以真正发挥出移动医疗的功能，是健康大数据领域发展的重点方向。

　　数据信息的爆炸式增长和数据筛选、整合系统的缺位，使移动医疗机构还没能借助海量健康大数据信息实现医院、医生和病人之间的有效连接贯通；同时，国内移动医疗领域仍处于用户积累培育阶段，多数消费型的移动医疗设备只能对用户某方面健康数据进行简单的监测和记录，无法实现数据的深度挖掘和交互。

　　另外，我国移动医疗发展还面临着一个核心困境，即不论是提供慢性病管理还是远程医疗服务，医疗健康大数据应用的最终落脚点都在医生身上，但国内绝大多数医生和医疗服务资源都被公立医院所垄断，相关体制机制的束缚使医生难以充分灵活地应用移动医疗系统为用户提供优质的医疗健康服务。

　　最后，移动技术在医疗服务中的应用也存在着诸多挑战，如移动医疗APP 较少、技术方面的限制、病患隐私与个人信息安全问题、资金不足等，都将影响国内移动医疗领域的快速发展。因此，虽然移动医疗产业近两年发展迅猛，但仍处于用户培育、数据积累的初级阶段，盈利模式和整体商业生态的成型还任重道远。

　　在医疗领域发挥"互联网＋"的作用，能够大大提高信息处理能力。举例来说，利用 Watson 人工智能系统，可以在短时间内对多达数万份的信息资料进行分析，从中找出超出标靶药物，若以传统的人工方式来处理，即便把全球所有的专业研究者集中起来，也要耗费数年的时间才能达到同样的效果。

　　随着技术的进步，医疗数据的总体规模迅速扩大，且包含许多变动性因素。传统模式下的医疗数据不外乎于临床类数据以及医疗机构在运营过程中产生的数据。如今，智能健康产品的应用范围不断拓宽，医疗数据的数量及种类也在短时间内迅速增加，来自于可穿戴设备获取的健康检测数据、网络数据、专业化研究与分析数据等都属于医疗数据的范畴。所有数据资源都关系到参与者的身体健康及生命安全，具有很高的医学应用价值，同时在复杂性方面也超出传统数据。

统计结果显示，自 2009 年以来，世界各国的医疗数据规模呈几何上升趋势，预计到 2020 年将比 2009 年增长 40 多倍。利用大数据技术对这些信息进行分析与处理，能够为临床医学提供更多的数据参考，还能推动药物研发，给大众健康管理带来积极影响。据麦肯锡咨询公司的报告显示，利用大数据能够大幅提高美国医疗服务体系的运转效率，实现 3000 亿美元／年的价值提升。

国内在开放医疗数据的过程中，需要集中力量解决以下 3 个方面的问题。

第一，信息技术的应用十分有限，数据资源有待丰富。据统计，在卫生机构全部的费用消耗中，用于信息技术的投入还不到其中的 1%，不及发达国家所占比重的一半。各类信息系统的建设都不完善，仍然以传统管理方式为主。

第二，医疗领域缺乏统一的数据标准。因为不同医疗机构、医院不同部门之间采用不同的数据标准，难以相互连接、共同使用，也无法将数据整合到同一个平台，集中分析与处理。

第三，数据应用涉及患者个人信息安全问题，难以深度挖掘。一般情况下，患者的病历、医疗信息中都包含个人隐私，而到目前为止，还没有明确的规章制度对其进行监督与制约，可能在应用过程中触及病人的信息安全。

为了实现医疗数据的共享，可以尝试如下方法。

首先，在消费末端建立统一的数据标准。消费者应用可穿戴健康产品获取的数据资源、病人就诊后的反馈意见、用药的副作用等都属于末端数据的范畴。比如，药物不良反应数据是美国食品药品管理局公开的首个数据集。另外，到 2015 年，美国已建立了 40 多家医疗线上平台，供患者为医生的服务"打分"。

其次，实现同一区域内医疗资源的整合，并在此基础上开放数据资源。这种模式能够使不同级别的医院之间共享数据资源，能够有效提高医疗体系的运转效率，避免过度医疗。上海医联工程实现了该地区医疗资源的优化配置，大大降低了患者的医疗支出，在 2008 ～ 2014 年间平均每年可降低 1600 万元。

最后，推动医疗机构联手互联网企业共同发展，实现数据资源的对接。2015 年 5 月，贵州百灵联手互联网巨头腾讯，共同进行慢性病治疗的研究与应用。腾讯提供了大量的用户数据，并对这些数据资源进行统一存储，贵州百灵以数据信息为参考，进行相关药品的研发，并由专业医疗人员在线上平台提供咨询服务。

国外移动医疗模式的启示

医疗行业在与互联网结合发展的过程中，缺乏医生从业人员是主要的阻力之一，虽然互联网有诸多优势，但仍需足够的专业人员提供医疗服务。即便网络平台能够在病人与医生之间搭建桥梁，但医生资源的短缺仍然无法通过网络平台来弥补。

医疗行业对从业者的专业能力要求较高，需要其具备扎实的理论基础及丰富的实践经验。在英国，平均 1 万个患者配备 27.4 位医生，而我国同样的人口规模中，医生数量比英国要低 10 个人。虽然可以利用技术方式加速医疗体系的运转，但大量的人才缺口是科技方式解决不了的。为了改变这种情况，优化医疗资源的配置，必须加强优秀人才队伍的建设。

此外，还需倡导医疗机构及从业者扩大互联网的应用范围，提高诊疗环节的数字化水平。为了加强医疗领域与互联网应用的结合，美国政府在出台相关政策的同时，还给予经济方面的支持，促进行业服务品质提高。医疗机构及从业人员的深度参与，能够从整体上改进医疗体系。未来，越来越多的企业将涉及相关业务的运营。

美国移动医疗领域内有 7 种不同的运营模式，与互联网相结合的服务模式占据主导地位。比如，Epocrates 移动医疗公司推出的移动端应用程序，医疗服务提供者可通过该程序查询专业数据资源，到 2015 年，美国已有 80% 的临床医生在使用该程序。

在加拿大，医疗领域同样集中了许多初创公司，其产品主要面向医生群体。比如，为医生提供电子病历，帮助医生迅速做出针对某种疾病的诊断（如对老年痴呆症的诊断）。根据 Allied Market Research 的统计，在世界各国的移动健康服务领域，诊断、治疗与监测应用所占的市场比重超过七成。

我们可以从美国及加拿大等国医疗行业对信息技术的应用中获得有益启示，如图 3-3 所示。发达国家针对医疗机构、从业者、相关企业等开展的互联网应用不断地改革与升级，这不仅能够加速医疗系统的运转，还能突破时空限制，减少医疗资源的浪费，推动医药研究及新产品的开发。

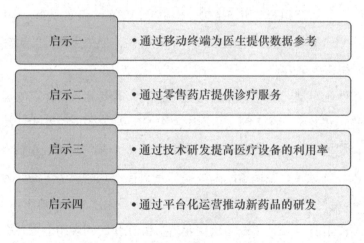

图 3-3　国外移动医疗模式的启示

◆ 通过移动终端为医生提供数据参考

Epocrates 为世界范围内首家上市的移动医疗企业，于 20 世纪末创立。其主要面向医生群体，与药物及临床医疗相关的信息资源服务是其主导业务。到 2015 年，其用户规模突破百万，覆盖了美国 80% 的医生。该应用程序内包含丰富的药品数据，并标明了药物的具体作用、不良反应、用法用量、定价、是否享受医保政策，等等，医生可以根据需求进行信息检索。除此之外，还设置了丰富的功能选项，并能够进行精准的计算。通过使用该公司的软件，能够大幅提高医生的工作效率。

◆ 通过零售药店提供诊疗服务

西维斯零售药房的规模居于全美首位，它率先尝试新的运营模式，面向消费者实施诊疗服务，其服务内容有以下 3 项：常见的疾病检测及诊疗、皮肤病与轻度外伤诊疗和为慢性病患者提供健康检测及诊疗。

诊疗部门除了网络决策系统之外，还有一名经验丰富的医疗人员。这位医生无须亲自坐诊，但会通过电话对实习医生进行指导，提供专业建议。而计算机会录入患者的就诊信息并存储在系统中，便于不同医疗机构之间实现信息连接。

◆ 通过技术研发提高医疗设备的利用率

2012 年，美国医疗企业 Cohealo 在佛罗里达创立。针对一些医疗设备拥有很高的价值，价格也很高，该公司推出了多种技术应用及相关产品，以有效提高医疗机构对这些设备的利用率。

调查显示，医疗设备的使用率上升了 5%，其总体成本消耗就会节省20%，所以，Cohealo 的运营目的是，减少医院在医疗设备资源方面的浪费，提高其盈利能力，将节省下来的成本用于服务体系的完善。Cohealo 通过在临床、供应链、金融等方面的服务帮助医院实现对医疗设备资源的高效利用，通过资源整合及优化配置避免重复购买。

◆ 通过平台化运营推动新药品的研发

据塔夫茨药物开发研究中心的报告，新药品在整个研发周期及通过美国食品药品管理局认证的过程中，需要耗费大约 25 亿美元。而且，因为要面临很大的失败风险，其研发成本很难控制在低水平。

Mousera 是美国一家医疗企业，他们希望通过平台化运营，帮助药物研发人员解决数据资源获取的问题，并提高其信息处理能力，以此实现数据的深度挖掘，缩短新药品研发所用的时间。在 Mousera 提供的平台上，

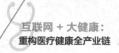

研发者能够完成多项专业操作，加速进程，提前掌握药品使用可能带来的反应。

| 健康管理 APP 的生存法则 |

健康管理是对影响个人或群体健康的危险因素进行全面管理的过程，"互联网 + 健康管理"就是在健康管理过程中融入互联网信息化元素，在以往健康保健和医疗的基础上为人们提供更加优质完善的个性化健康管理服务。这是互联网向医疗大健康领域渗透融合的重要方向，也是传统健康管理在"互联网 +"时代下实现自我转型升级的必然趋势。

随着健康管理市场规模的快速增长，国内各类健康管理 APP 不断涌现。然而，面对日益激烈的市场竞争，这些 APP 产品想要获得用户认可、成功立足于健康管理市场也并非易事。

健康管理类 APP 必须精准定位用户需求点，深耕垂直细分领域，通过线上线下各种资源与服务的有效融合，帮助用户培育健康有序的生活方式，将健康危险因素的影响控制到最小，让用户真正体验到"互联网 + 健康管理"的价值，如此才能赢得他们的认同和青睐。

◆ 健康管理的巨大市场潜力

身体健康是建立高品质幸福生活的前提和基础。随着我国经济的快速发展和社会生活水平的提升，人们对个人健康管理服务的需求迅速增加，这为健康管理行业的发展奠定了坚实的市场基础。比如，健康管理领域中的常规体检、预约挂号、健康指导、心理咨询等诸多细分领域，已成为近些年国内医药健康领域投资布局的热点。

不过，健康管理并不是"体检 + 指导"的简单形态，而是基于个体特质和需求痛点为用户提供更具针对性和深层次的个性化健康管理服务。另一方面，亚健康是指处于健康与疾病之间的一种低质量的健康状态和体验，是引发各种疾病的重要原因。随着我国亚健康人群规模不断增长，人民的身体保健和健康服务诉求日益强烈，传统"生病就医"的医疗健康模式正被"互联网＋健康管理"的创新服务模式所颠覆。

我国健康管理服务市场规模巨大，已经达到数百亿元，且还在不断增长。不过，重视身体保健、追求健康的生活方式、注重疾病的预防等新的健康思维的形成，个性化、深层次的健康新需求的不断增多，也对健康管理服务提出了更多挑战。

北上广等一线城市的"中产阶层"收入群体，已经具有了相当成熟的身体保健和健康管理意识，他们为了获得优质的健康服务、让自己拥有一个健康的身体状态，愿意支付上万甚至几十万元的不菲费用。显然，仅靠国内的公共医疗卫生机构远远无法满足这部分人群个性化、深层次的健康服务需求，而需要健康管理师的专业指导。

通过与用户的深度交互，健康管理机构可以根据用户的病史、家族史、生活习惯、饮食结构、运动规律、当前的健康状态等多种因素，帮助用户建立个人健康档案数据库，并为用户提供包含合理膳食、营养补充、医疗通道等诸多内容的专业化、个性化的健康管理服务。

健康管理作为一个新兴领域，虽然市场需求增长迅猛，但国内健康管理专业人才的缺口很大，远远无法满足社会对健康管理服务的需求，甚至90% 以上的人都无法获得高质量的健康管理服务。

在此背景下，通过"互联网＋健康管理"的创新模式，将有限的健康管理服务资源转移到线上，实现资源的更合理配置和高效利用，从而让更多的用户获得优质的健康管理服务，就成为健康管理产业发展的有效路径。

◆ 移动 APP 助力行业发展

智能手机和移动互联网的发展普及在重塑人们以往的交流、购物、娱乐等各种生活方式和习惯的同时，也使人们养成了通过移动 APP 解决问题的意识和习惯。就健康管理而言，由于国内大量缺乏健康管理人才，通过相关 APP 来满足健康管理服务的个性化深度需求就成为了广大用户的最佳选择，由此也推动了健康管理领域大量 APP 的涌现。

同时，近些年健康管理 APP 的爆发式增长也与我国国情密切相关。一方面，国内医疗资源特别是优质资源供不应求，难以覆盖到健康管理的各个领域；另一方面，社会老龄化的加剧以及慢性病群体规模的不断增长，又对医疗健康服务资源有着更多需求。健康管理服务需求的不断增长以及公共医疗健康资源的缺位，使健康管理行业受到市场各方的普遍关注。

当前来看，市场中的健康管理类移动 APP 主要为用户提供慢性病管理监测、预约挂号、诊前导医、诊后回访、咨询问诊等服务；APP 的类型包括医生工具类、单科疾病领域、自诊问诊平台、患者平台和医生点评、医联平台、医药电商平台、健康数据记录、健康指导等。

在国内看病难的背景下，健康管理类移动 APP 受到了用户的普遍青睐。人们不仅可以通过手机上的相关 APP 进行线上问医、挂号、支付、病历查看、健康测试等，还可以获得更多健康管理方面的服务。

同时，很多医院对健康管理类 APP 也持有非常欢迎的态度。通过将自身服务切入到这类 APP 中，医院可以与更多的移动互联网用户和中高端家庭用户实现连接，并借助移动 APP 的科室介绍、在线咨询、预约挂号、消费推送等功能，为病患提供一对一的个性化问诊和健康管理服务，从而提升自身的服务质量和品牌形象。

2011 年 7 月成立的春雨医生受到了人们的热切追捧，如图 3-4 所示。到 2015 年 7 月，这一医疗健康服务 APP 已聚合了 6500 万用户和 20 万注册医生，积累的健康数据达到 7000 万条，平均每天为用户解答 11 万个医疗健康问题，成为世界上最大的移动医疗健康交流平台。

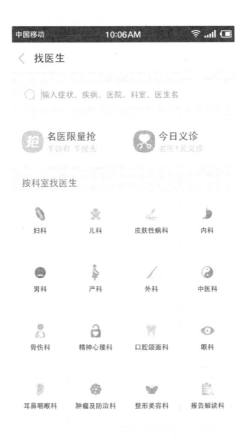

图 3-4　春雨医生的"找医生"界面

同样，国内领先的健康门户网站 39 健康网推出的就医助手也受到了市场的认可和青睐。该应用能够根据用户疾病类型和当前健康状态，为用户匹配最适宜的医院和医生，从而提供更好的导医服务。就医助手已完成对全国 99% 三甲医院的布局，拥有 3 万多家医院和 30 多万名医生。

从需求端来看，我国拥有世界最多的智能手机用户，人们对个性化、深层次、高质量的健康管理服务的需求快速增加，这为健康管理类 APP 的发展奠定了市场基础。相关调研数据显示，全球范围内使用平板电脑的内科医生占比为 62%，将平板用于临床诊断的医生比例为 50%，同时高达 71% 的护士在工作中使用智能手机。可见，随着移动互联网的深度发展，移动智能终端已被普遍应用到医护人员的工作中。

另外，根据 HealthltNow 网站的统计，最近 3 年来苹果应用商店中的医疗类 APP 销量增长了 2.5 倍。医疗类的移动 APP 市场已成为"互联网＋"时代健康管理领域中企业布局竞争的重要领域。

比如，相关数据显示，当前我国从事医疗类 APP 研发的企业已有上千家；而从全球来看，医疗健康管理类应用也呈爆发式增长，在 iOS 和 Android 两大系统平台中，已有超过 10 万个健康管理类应用通过了审核。

有关研究指出，在过去的两年中，慢性病患者、注重健康和健身的群体以及医生是健康管理类 APP 最坚定的拥趸。借助医疗管理类 APP，这些用户能够更精准地预测疾病的严重程度和可能结局，获取多种疾病的预防管理方案，控制医疗费用支出，实现更有效和更深度的医患交互，提高病患对疾病预防和管理的自主性，等等。

◆ 企业应关注 APP 政策管理走向

移动互联时代的到来和人们健康管理意识的觉醒，为传统医疗之外的健康管理类 APP 的发展提供了坚实的市场基础。同时，作为"互联网＋"时代移动医疗服务模式的重要载体和用户入口，健康管理类 APP 也逐渐受到各方的普遍重视。

不过，医疗行业是一个专业性强、风险大的特殊领域，这使健康管理类 APP 在不断发展中面临着越来越多的误诊风险和各种医疗纠纷。移动医疗 APP 在为病患提供便利、缓解看病难问题的同时，其"隔空看病"、让患者自我诊断的模式，对医生和病患来说都存在一定的专业与法律隐患。因此，医疗健康管理类 APP 的发展还受到政府监管政策的影响。

美国 FDA（食品药品管理局）在 2011 年 7 月出台了《移动设备医疗类 APP 管理草案》，将标签、宣传、广告等口头或文字描述中带有疾病诊断、治疗、预防等功能的 APP 纳入监管范围，以规范健康管理类 APP 的运营，推动市场的健康有序发展。

比如，移动 APP 开发者和运营商要严格遵循 HIPAA（《健康保险携带和责任法案》）和 FDA 的监管政策，以保护病患隐私信息，维护员工、客户及利益相关方数据的完整性；若 APP 开发者限于技术水平无法满足 HIPPA 的要求，也可以通过运营商的数据接口将用户信息存储到符合 HIPPA 要求的云端，以降低研发管理成本、提升工作效率。

就我国来看，健康管理类 APP 还处于起步发展的市场开拓与用户培育阶段，不论是应用的广度还是深度方面，尚未形成对政策监管的刚需，政府的过早过严监管难免会抑制这一新兴市场的发展创新活力。不过，医疗健康类 APP 是与民众生命安全密切相关的特殊产品，政府也不能放任其发展。

因此，如何在两者之间找到一个平衡点，既不会压制健康管理类 APP 的正常发展，又能够对该领域进行有效的监管，就成为政府需要慎重考虑的问题。

数据显示，当前我国已有上千家从事健康管理和医疗 APP 开发的企业，相关从业人员规模更是达到数十万。不过，作为一个专业性和风险性都比较高的领域，要想减少医疗错误和纠纷，推动健康管理类 APP 市场的良性有序发展，还需要引入有效的配套政策和监管机制，这也是全球健康管理 APP 行业发展必须面对的问题。

美国 FDA 一直是我国药监局（CFDA）制定相关政策时的借鉴对象，因此随着健康管理类 APP 市场的深化发展，CFDA 也一定会如美国 FDA 那样适时出台相关的监管政策和机制，建立符合我国国情的医疗健康类 APP 的监管体系，推动该领域的良性健康发展。

政府应基于风险程度对具有诊断、预防、监护、治疗等不同功能的医疗健康 APP 进行分类审批和监管。可以预见的是，当针对健康管理类 APP

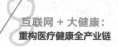
的注册申请、风险评估、研发生产、线上运营等各环节的审批监管政策出台以后，当前的健康管理 APP 市场格局必然会被颠覆重塑。而那些能够在未来的健康管理 APP 市场中成功立足的企业，一定是密切关注相关政策动态并及时做出调整的企业。

【案例】移动健康 APP 的重度垂直策略

随着健康管理类移动 APP 的不断涌现，越来越多的用户开始使用这些 APP 对自身的健康数据和状态进行追踪掌控。比如，当前很多年轻用户热衷于利用 APP 记录每天的行走步数或运动量，监测自己的心率和血氧水平，并在社交平台上与朋友分享自己的运动信息。

不过，多数 APP 的用户黏性都不高，因为这些应用只具有数据记录和简单的提醒功能，缺乏后续健康管理指导和追踪服务，无法为用户提供个性化、高质量的锻炼或健康管理方案。

当然，也有一些健康管理类 APP 的运营十分成功。而分析这些成功的应用可以发现，健康管理 APP 的成功离不开两大要素，一是通过深耕垂直细分领域精准把握用户深度需求，并提供个性、专业、优质的问题解决方案；二是获取和融合了线上线下各种资源，充分满足用户在健康管理方面的各种资源与服务需求。

◆ 大姨吗

"大姨吗"作为一款经期管理应用，其交互界面满足了女性用户多元化、深层次的生理和心理需求，如图 3-5 所示。该 APP 不仅可以帮助用户记录经期、心情等多种信息，还能通过对记录数据的分析预测用户的经期和排卵期，从而围绕经期管理为用户提供更好的女性健康服务和指导。

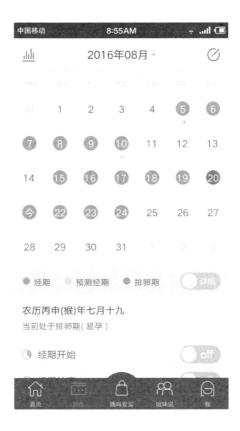

图 3-5 大姨吗

这款以经期健康为核心的 APP 界面中用不同颜色标示出了用户身体所处的时期。当用户不了解这些阶段的内容时，只需点击对应颜色的泡泡便可进入详细的解释界面，获得有针对性的经期健康管理方案。

同时，"大姨吗"还包括月经病 / 经前综合征的自测与建议、美容塑身保健贴士推送、姐妹说与闺蜜说社区讨论、MISS 优选电商等功能。而最具创意性的是，该 APP 还有男生版，且能够与女生版进行绑定和数据共享，从而发挥出了"爱情护卫者"的功能。

◆ 木木健康

以"打造绿色、健康、时尚的生活方式"为理念的木木健康（MUMU）APP，则通过软硬件的深度结合，为用户提供简单、精准、个性、智能的

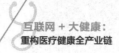

血压管理服务，赢得了用户的认可和青睐。

在血压测量上，木木血压计采用先进的医用监护仪方案测量技术，通过全新的示波测定法、智能自动加压和阶梯式放气法，为用户提供更加精准、快速的血压测量方式，如图 3-6 所示。

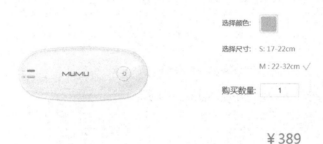

MUMU-BP2
上臂式无线电子血压计

选择颜色：

选择尺寸： S: 17-22cm

M：22-32cm √

购买数量： 1

¥389

图 3-6　木木健康血压计产品示例

硬件方面，木木血压计同时支持老版蓝牙 2.1 和新版蓝牙 4.0，这使各种机型的用户都可以方便地使用"木木健康"APP；同时，木木血压计的电池容量为 800 毫安，可以支持 60 次的血压测量。

软件方面，"木木健康"APP 兼容 Android 和 iOS 两大系统，并能将获取的数据同步到多个设备和平台上；同时，该 APP 还允许用户在一个账户下添加多名家庭成员，不仅实现了家庭内部成员间的健康数据共享，还通过智能提醒功能帮助子女更好地关注老人健康。

此外，通过与百度云平台的战略合作，木木健康产品实现了对用户血压数据的云端智能化存储、管理、分析与导出，并根据健康数据指数的变化趋势及时对用户健康风险进行预警，从而满足了移动互联时代下人们对个性、智能、精准、贴心的个人健康管理服务的多层次心理需求。

◆ 就医 160 网

预约挂号领域最成功的 APP 当属 2009 年 8 月成立的就医 160 网，如图 3-7 所示。通过对庞大分散的预约挂号资源的有效整合，就医 160 为用户提供了简单、经济、便捷的预约挂号及导医、咨询、点评服务，成为国内最大的在线预约挂号平台。

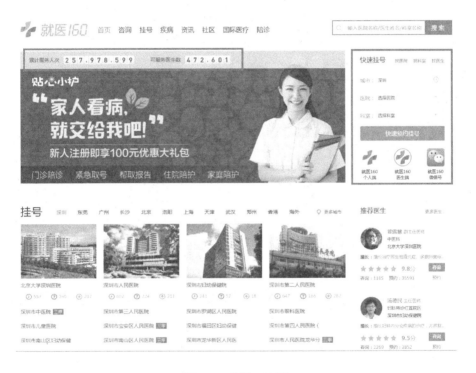

图 3-7 就医 160 网

在深圳地区，就医 160 的注册用户超过 900 万，平均每天为 4 万人提供服务，并在全部公立医院中实现了号源共享和门诊排班管理；在北京、上海、广州三地，该平台的日均挂号订单数也分别接近 2 万个、3 万个和 1 万个，已成为北上广深四大一线城市用户线上预约挂号的首选平台。

同时，就医 160 平台在全国范围内对接的大型医院超过 5000 家，医生数量达到 33 万；实名注册用户数超过 3000 万，平均每日为超过百万人次提供相关服务，其中使用移动端进行预约挂号的用户占比超过七成。

◆ 康康在线

健康档案的建立与管理也是健康管理服务领域的重要内容。这方面的标杆是深耕远程查询、解读和数据分析，将检后健康管理真正落地的"康康在线"，如图 3-8 所示。

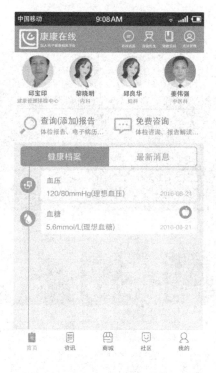

图 3-8 康康在线

用户只需在康康在线 APP 中输入医院体检号，便可以获得自己的体检报告；同时，通过与各类医疗健康类智能穿戴设备厂商的合作，康康在线可以获取用户的各类健康数据信息，帮助用户建立健康档案并实现智能化管理；而基于对用户健康数据的追踪和深度分析，康康在线还可以帮助用户制订运动、饮食等方面的个性化健康管理方案。

移动互联网的发展成熟及个人健康管理服务需求的不断增加，推动了健康管理类 APP 的爆炸式发展。不过，面对"互联网＋健康管理"这一前景广阔的新兴市场，多数 APP 都"折戟沉沙"；而"大姨吗""木木健康""就医 160""康康在线"等应用之所以能够成功，主要得益于它们对健康管理服务需求进行了精准细分定位，通过深耕垂直领域满足了用户在健康管理服务方面的个性、深度、高质量需求，从而赢得了市场的认可和青睐。

┃【案例】问药 APP：打通用药最后一公里 ┃

2014 年 8 月，一款名为"问药"的移动医疗产品上线，这款 APP 以其独特的个性、鲜明的差异化定位以及优质的服务，迅速在国内 2000 多款移动 APP 医疗产品中脱颖而出，成为移动医疗领域的一匹黑马。

"问药"是苏州全维科技推出的一个医药健康全产业链专业平台，它将"提升医疗终端专业药事服务能力"作为自己的设计理念，与以零售药店为代表的医疗终端进行深度合作，以用户需求为核心，致力于打造一款服务于广大用户及药店客户的现象级 APP 应用产品。

◆ 问药用户版的基本功能

问药的上线，为药品零售行业的转型升级提供了一种新的发展思路。它将"用药服务"及"专业提升"作为核心切入点，和阿里健康的"滴滴打车"式购药及京东的"购药平台"存在着巨大的差异，除了提供最为基本的疾病、药品等查询服务外，它还使药店与患者实现实时互动，从而有效解决用户购药难问题。

（1）用户注册

按照提示填写相关信息后，系统平台会向手机发送验证短信，将短信内的验证码输入并提交后，就完成了注册，如图 3-9 所示。

（2）自查

在搜索页面输入关键词，如图 3-10 所示，即可搜索与之相关的疾病，并了解这些疾病的病理、症状、同类疾病、治疗建议等专业信息。在搜索结果的"治疗原则"条目下，系统还根据疾病类型向用户提供用药指导及治疗建议。

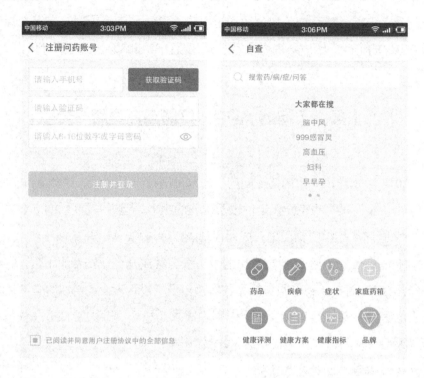

图 3-9　用户注册页面　　　　　图 3-10　自查页面

问药 APP 中，消费者从疾病、药品、症状中的任意一种维度上进行搜索，即可获取 3 种维度上的关联数据。问药基于海量专业信息建立了强大的医药数据库，拥有病症信息 8000 种以上，包含主流药品信息 7 万种以上，专业人员的指导信息将近 10 万条。

（3）在线咨询

通过点击"咨询"选项，用户可以获取到基于地理位置的药店信息，找到符合自己需求的药店后，即可与药店内的医师进行在线交流，并获得医师的专业指导。此外，对于一些用户普遍存在的问题，问药 APP 将由系统提供自动应答，从而减少医师在不必要的问题上浪费过多的时间与精力，让那些需求更为个性化及差异化的用户快速而高效地获取专业建议，如图 3-11 所示。

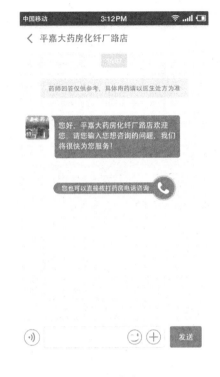

图 3-11　咨询页面

（4）门店取药

当用户获取医师提供的专业建议后，可以选择就近的线下门店取药或者享受送药上门服务（配送服务范围为 1 公里）。目前，与问药签约的超过 10 万家线下药店中的大部分药店都能让用户享受到该项服务。

（5）用药跟踪

当用户完成取药后，几分钟内就会收到供药门店通过问药 APP 发送的用药指导信息，内容涉及药品使用方法及治疗注意事项。此后，用户还将收到与自身所患疾病相类似的疾病信息、日常生活相关建议。如果是一些需要长期治疗的慢性病，问药后台系统将长期向用户推送相关信息。

通过问药 APP，用户将享受到完善的药事服务，这也是问药 APP 设计原则的集中体现：借助线上平台，使信息、药品及服务在消费者与零售药店之间高效流动，通过专业而完善的药事服务推动用户整体健康水平的提

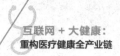
升。问药 APP 的出现，在提升药店服务水平的同时，更为安全用药、科学用药的实现打下了坚实的基础。

◆ 问药商家版的药店价值

与打车类应用软件类似的是，问药 APP 除了服务广大用户的用户版外，还有服务于药师及药店的商家版。虽然二者的用户界面存在着明显的差异，但在功能上还是相互匹配的，商家版的 3 种主要功能如图 3-12 所示。

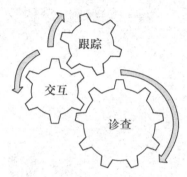

图 3-12　问药商家版的主要功能

（1）诊查

支撑诊查功能的主要是问药建立的数据库系统。问药自 2014 年推出至今，一直在不断完善自身的数据建设。作为运营方的苏州全维科技招募了专业的医师及药师提供专业的内容资源，他们根据专业书籍对内容进行整理、分析、维护，确保内容资源的专业性及精确度。这种方式也获得了监管部分的充分肯定。

医师及药师可以根据自身的专业知识，从问药平台上了解的疾病、症状、医药等相关信息，向那些有需求的用户提供优质服务。问药平台在搜集并分析了互联网平台中的相关数据后发现，医师及药师群体中的许多人经常会利用问药在自己的碎片化时间补充专业知识，部分药师甚至将问药称为"药房字典"。

（2）交互

商家版提供的交互功能对应的是用户版的在线咨询功能，它也是问药从

1.0 升级为 2.0 后的核心模块。截至 2016 年 7 月，问药 APP 已经更新至 4.0 版本。

问药使用户与药店之间的互动需求得到了充分满足。从目前搜集到的相关数据来看，问药平台中的用户与药店之间进行沟通的重点在于药品相关信息、购药前的咨询建议、用药过程中的跟踪服务等。

用户不仅在购药前能得到专业指导，购药后也可享受到优质服务。此外在与用户进行交流的过程中，药店也能充分发挥自己的专业知识，尝试为那些购买力更强的消费群体提供更多的增值服务。

（3）跟踪

跟踪功能的推出更多是为了强化药店的售后服务能力，使产业价值链进一步延伸。问药平台及药店可以根据用户的购药记录，向他们推送专业的用药信息，这种根据用户需求创造出的个性化及定制化信息，能为问药平台及药店赢得用户的认可及尊重。此外，与传统广泛撒网式的营销推广相比，线下药店可以有效降低营销成本，并提升营销转化率。

为了更为全面地记录用户的用药数据，除了自动记载用户的购药信息外，问药还向药店提供扫描二维码、从产品库选择等方式上传用户的用药信息，这能充分保证用户的用药信息被全面记录，并为线下门店提供定制化的用药服务解决方案提供数据支撑。更为关键的是，这极大提升了药店的售后服务水平，使它们可以低成本、高效率地打造出溢价能力极强的会员管理服务体系。

在问药的支撑下，与之签约的药店的药事服务水平获得了极大的提升。2015 年 8 月，问药上线仅 1 年时间，其用户数量就达到将近 3700 万人，日活跃用户 25 万人，入驻问药平台的药店数量达到了 10 万家以上。

◆ 问药 APP 专业性的具体体现

由出身医药领域的专业人才打造出的医药 APP 产品，可以与药品服务的核心内涵实现完美契合。从问药 APP 运营方苏州全维科技的核心团队构成上，我们可以十分清晰地认识到这一点。

苏州全维科技的核心团队几乎全部出身于业内顶尖的医疗及药品零售

企业，在工作过程中积累的丰富经验，使他们对医药产业中存在的诸多痛点有着深刻的了解。在一致的价值观的指引下，这些优秀的专业人才聚集起来，将问药 APP 打造成为一款融合了医药思维及互联网思维的移动医疗应用产品。问药将提升药事服务水平作为自身的核心目标之一，迎合了药品零售业逐渐向服务型产业转型的发展趋势。

与市场上流通的诸多移动医疗应用产品所不同的是，问药 APP 具备极强的专业性。

其一，作为一个提供交流服务的互联网平台，它使药店与用户实现无缝对接，极大地降低了沟通成本。这种设计思路迎合了人们追求方便、快捷、高效的心理需求，有效提升了交易成功率。

其二，问药对用户及药店都是完全免费的，在药店维度上，问药不以抽取提成或者收取加盟费的形式从药店获取回报，而是专注于帮助药店为用户提供更为优质的专业服务。

问药 APP 的出现，为提升我国医药终端的药事服务能力提供了强有力的支撑，在监管政策的不断完善及互联网创新热潮的持续推进下，独树一帜的问药 APP 将在移动互联网时代爆发出巨大的能量。

第 4 章

健康大数据：开启精准医疗革命

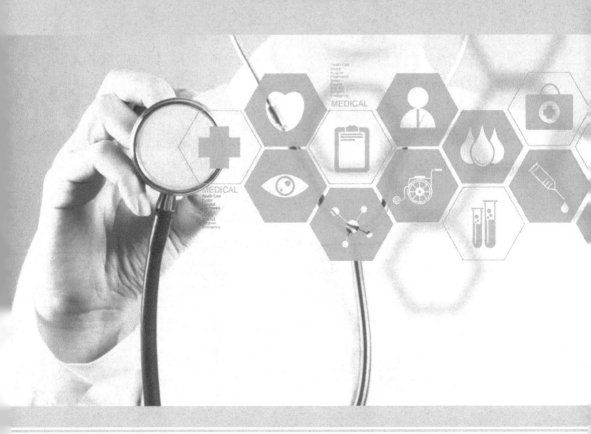

大数据重构医疗健康产业

互联网对社会各领域广泛深入的渗透及相关技术的变革创新，推动了大数据时代的到来：城市数据、企业数据、医疗数据、网站数据，等等，各种各样的大数据信息已经成为人们线上线下生活的重要内容，也为各个领域的产业变革和商业生态重塑提供了机遇和条件。作为继云计算、物联网之后互联网领域的又一次技术革命，大数据技术将真正发挥出数据资产的价值创造能力。

不论是内部经营信息还是外部商品流通信息，或者互联网平台中人与人之间的交互信息、位置信息等，其体量和复杂性都已经远远超出了企业当前信息架构和基础设施所能承载的限度，而且数据信息的快速变化也对数据的实时计算能力提出了更高要求。

因此，如何让数量庞大的互联网数据资产在国家治理、企业运行和个人生活等方面发挥出巨大的创新创造价值，就成为当前大数据、云计算等新技术的主要发展方向与核心议题。

◆ 大数据推动了医疗健康的跨界联姻

就健康产业而言，社会各领域的不断"数据化"为健康领域基于互联网进行跨界联姻提供了有利条件。大数据技术在大健康领域的广泛应用，既是政策使然，也为相关部门的监管行为提供了重要的参考数据。比如，通过生产工艺、产品质量等大数据信息，监管部门可以更有效地对医药行业进行管控。

对企业来说，则可以基于大数据信息采取更加适宜的战略战术，借助大数据杠杆提升自身运营效率和市场竞争力。例如，在医药营销管理方面，大数据技术能够帮助企业从对业绩、费用、成本等的关注转向服务、效益和协同方面，从以往围绕产品转向以客户为中心，从而构建出价值导向、战略和管理驱动的创新型运作模式，增强产业链竞争优势。同时，对大数据的应用也将极大提升医药产品营销的精准性。

大数据时代的到来推动了医疗和健康两个领域的跨界联姻。例如，可穿戴健康智能设备通过移动终端获取人体的各种生理数据，并将其自动传送至云端进行数据信息的分析处理，然后再把结果发送到医生手中，进行线上实时诊断或康复建议。

这种基于大数据技术形成的健康"闭环"，实现了对用户健康的全天候监管，使人们能够得到个性化的健康管理与指导，从而为人们带来了全新的医疗与健康管理体验。对于高血压、糖尿病等慢性病患者以及孕妇等高危人群来说，这种健康"闭环"的意义就更为重要。

我国民众不像西方人那样热衷运动，而是更倾向于通过良好的饮食起居习惯和保健品进行健康调理。这一国情民情要求我国健康领域的大数据信息采集除了基本的体征数据外，还要注重收集人们的日常饮食起居以及保健品的服用情况等信息，如个人的饮食口味、喜欢吃的菜类，睡眠和起床时间，是否有服用保健品的习惯等。通过对这些大数据信息的分析处理，就可以预判人们可能会出现的健康问题，从而及时提供合理的治疗方案或保健方案。

　　传统的医疗与健康模式是人们生病后到医院看病，医院也只是针对病患的具体病症进行诊疗。大数据时代的到来重塑了传统的医疗和健康理念，人们更加注重防患于未然，并借助大数据技术进行有效的健康管理和保健。

　　例如，人们传统的健康管理只能通过年度体检的方式实现，不仅时间跨度大，覆盖面窄，而且实际操作也十分烦琐。进入大数据时代，可以借助可穿戴智能设备及时全面地收集用户各种健康数据信息，从而弥补了传统健康管理中对健康异常和重大疾病风险预警能力的不足：既能够实时发现跨地域大人群的健康异常情况，及时进行风险预防和规避，也为大健康产业的合理发展提供了坚实的大数据支撑。

◆ 大数据重塑了传统的医疗健康产业

　　早在 1989 年，世界上第一家信息技术研究和分析公司——美国高德纳咨询公司（Gartner Group）就提出了 BI（Business Intelligence，商务智能）概念，即通过挖掘数据价值帮助企业提升决策质量；2008 年，Gartner 又在BI 基础上引申出了高级分析（Advanced Analytics）概念，进一步发挥数据信息的价值创造能力。2011 年 6 月，世界著名管理咨询公司麦肯锡（McKinsey）最先发布了关于"大数据"的影响、关键技术和应用领域的报告。

　　从高德纳到麦肯锡，都十分注重通过挖掘数据价值来改善企业决策和运营效能。不过，"互联网 +"时代下的大数据技术，能够采集、分析和处理比以往更大量、多样和快速变化的数据信息，其所具有的价值创造能力也远非以往可比。

　　医疗健康领域是最能体现大数据技术颠覆创造能力的行业之一。特别是随着各国对医疗信息化发展的重视和大力推进，更多的医疗机构具备了对海量的、非结构化健康数据信息进行分析处理的能力和条件，从而为公众提供了更加精准、优质、高效的健康医疗服务。因此，医疗健康将与金融、电信、保险等行业一起最先步入大数据时代，并形成创新性的健康思维和医疗服务模式。

就我国而言，随着"互联网＋"经济新常态的到来，国内健康大数据产业从 2014 年开始快速发展，BAT 等互联网巨头不断布局，以抢占这一极具前景的蓝海市场。例如，2014 年 9 月，腾讯斥资 7000 万美元入股医疗健康网站丁香园，重点推进医疗健康服务与微信系统的对接。京东、淘宝、1 号店等互联网公司也纷纷探索医药电商模式。

大数据对传统医疗健康产业的颠覆重构，以及"健康大数据"的巨大价值创造能力，使健康大数据产业逐渐成为众多互联网企业和资本市场的新宠。

2014 年 6 月 26 日，朗玛信息技术公司以 6.5 亿元全资收购了国内最大的健康门户网站 39 健康网。该网站每月拥有高达 1.2 亿人次的用户流量，以及众多的三甲医院和知名医师资源。对 39 健康网的并购，为朗玛信息打造健康医疗服务 O2O 平台、布局日益火热的医疗健康大数据产业，提供了海量的大数据信息和有效的流量入口。

2014 年 7 月 1 日，朗玛信息又与电子科技大学签订了《共同发起设立电子科大朗玛健康大数据科学研究中心的协议》，通过研发医疗健康领域与大数据技术的最佳融合模式，打造企业在健康大数据产业中的竞争优势。

2014 年 9 月 11 日，东软集团旗下的熙康健康科技有限公司与宁波市卫生局达成战略合作，将基于云计算、移动互联网、传感技术、大数据等新一代互联网信息技术，合力打造国内首家"云＋端"O2O 医疗服务平台——宁波云医院平台。

另外，传统医药企业也不甘落后，积极进行健康大数据的应用。例如，辅仁药业集团就专门成立了老子养生电子商务有限公司，将各类大数据信息分享给公司的电商，以通过对用户医疗健康大数据的分析整合实现更精准的医药营销。

同时，我国政府也积极支持云计算、移动互联网、物联网、大数据等新技术在教育、医疗、智能制造、疾病防治等各方面的融合应用。2015 年提出的"互联网＋"行动计划，更是极大助推了互联网对生产生活的全方位渗透融合。这为我国医疗健康大数据产业的发展创造了有利环境和条件。

总体来看，2014 年可以说是我国健康大数据产业发展元年。互联网巨头、传统医药企业等纷纷开始布局大数据健康产业，以变革重构传统医疗健康领域的产业格局、发展模式与服务思维，推动医疗改革，为公众提供更优质的医疗服务体验。

根据麦肯锡公司的研究，大数据技术将为美国医疗服务产业每年创造 3000 亿美元的附加价值；艾瑞咨询的数据显示，到 2017 年我国的医疗健康大数据产业规模将超过 100 亿元。可穿戴健康设备、移动互联网等的进一步发展普及使健康数据信息的获取更加便捷精准，医疗健康领域将真正进入一个蓬勃发展的大数据时代：市场规模不断扩大，健康大数据将在健康管理和医疗服务方面发挥出巨大价值。

大数据在医疗领域的应用

随着大数据应用范围的不断扩展，许多传统行业正在发生着重大改变，而大数据应用到医疗健康领域后，一种惠及全民的新兴业态—"互联网＋大健康"正式诞生。人类的一切行为都会产生相应的数据，随着科学技术的不断发展，人们对这些数据的搜集、整理及分析能力已经有了质的飞跃，许多行业在应用大数据后，其价值创造能力、运营效率等都获得了大幅度提升。

世界人口的不断增长及人均寿命的延长，对医疗健康行业的发展提出了更高的要求，亟须通过对传统医疗模式的创新发展，实现医疗健康行业的转型升级。以大数据技术为代表的新一代信息技术的崛起有效迎合了这一需求。大数据应用到医疗健康行业后，不仅能控制成本、提升盈利能力，更能有效预测流行病、治疗疑难杂症、提升人们的生活质量。

◆ 疾病预防

在"互联网 + 大健康"产业中，更加侧重的是尽可能客观而全面地了解病人的状况，在疾病尚未发生或者发生早期就对其进行控制。显然与传统医疗模式中等到发病时再"对症下药"相比，对病人进行早期治疗成本更低、治疗效果更佳。

无处不在的移动互联网及智能终端的快速普及，让企业拥有了可以更好地了解用户需求的渠道。企业只需要开发出相应的 APP 应用，即可搜集到大量的用户数据，如通过"春雨计步器"可以有效测量每个人每天走的路程，卡路里计数器则能帮助人们有效规划饮食，使人们享受到高科技给生活及工作带来的便捷及乐趣。近两年大量涌现的智能穿戴设备，可以让使用者将自己的个人数据上传到平台，并分享至朋友圈。

未来，人们也可以与医生分享这些个人数据。在人们就医时，这些数据将成为医生进行治疗的重要依据。通过大数据技术，医疗机构可以在搜集大量用户数据的基础上，建立起全国联网的数据中心，有效帮助人们在发病前就进行相应的控制与治疗。

"互联网 + 大健康"产业的发展，需要医疗专家与精通大数据的专家进行深度合作，从而使病情的有效预测成为现实。2015 年 3 月，由匹兹堡大学、卡内基梅隆大学和匹兹堡大学医学中心等机构，共同发起的匹兹堡健康数据联盟正式成立，它将有效整合来自多个渠道的各种用户数据（医疗数据、基因数据、移动终端数据、保险数据等），为用户定制出个人数据库，从而帮助用户制定个性化及定制化的医疗健康解决方案。

"互联网 + 大健康"侧重的不是对个体数据的独立处理，而是将大量的数据进行对比并处理，这将在对比过程中及时发现特殊的因素及问题，为建立更加复杂的预测模型提供了重要基础。

而对于健康大数据产业的发展来说，最为关键的是实现病人医疗数据的共享。目前医疗机构掌握了大量的用户医疗数据，但是这些数据被诸多的行政部门、医院、诊所及部分医生掌握，无法释放出这些宝贵的数据资产的巨大价值。

2015 年 4 月，苹果与 IBM 宣布在健康医疗大数据领域展开合作，双方联手启动 "Watson Health" 健康医疗项目。在获得用户允许的情况下，苹果手机及智能手表收集的用户数据将传递至 IBM 的华生健康部门。该项目意图通过对海量用户实时活动及生理数据的搜集、分析，在医学领域寻找新的发现。

医生与病人之间的互动也包含着大量的健康数据。近年来，"远程医疗"这一概念十分火热，患者在家中借助移动互联网即可让医生帮自己诊断病情，并给出治疗方案。远程医疗越来越侧重于医生向患者提供一对一的医疗服务，但是从严格意义上来说，远程医疗应该是患者自己登录医疗服务网站并进行自我诊断。

作为美国一家提供实时远程问诊服务的互联网公司，HealthTap 可以为患者提供一站式就诊服务，描述症状、线上诊断及开具药方等环节，都能通过 HealthTap 平台实现。

◆ 临床试验

未来，当患者就诊时，医生可以根据掌握的用户医疗数据为其提供定制化药物；医疗机构将在掌握大量数据的基础上，为用户提供最为优质的医疗服务；制药公司通过数据共享，可以在探索一些难以治愈的疾病治疗方面取得一定的成果，比如，抑郁症患者经常使用的地昔帕明被证实在治疗肺癌方面存在着较大的发展前景。

个性化医疗正成为社会各界关注的焦点，它能根据每个人不同的遗传结构来制订用药方案，结合个体生活环境将其基因数据与数据库中其他用户的海量数据进行对比，从而帮助医生诊断疾病，并给出有效的医疗解决方案。

此外，大数据在流行病的防治方面也有着广阔的应用前景。在非洲地区，手机的定位数据能帮助当地政府部门实时掌握人口流动情况，从而对埃博拉病毒的蔓延趋势进行精准预测。这无疑会为政府制定有效的医疗措施提供重要参考，在一些必要的情况下，政府部门还可以通过对人口流动进行限制，以防止埃博拉病毒的进一步蔓延。

癌症大数据公司 Flatiron Health 推出了"OncologyCloud（肿瘤学云平台）"服务。该公司表示，目前有 96% 的癌症患者数据尚未得到有效运用，而该服务将在诊断及治疗癌症的过程中搜集相应的数据，并将其提供给医疗研究机构，从而加快人类在攻克癌症领域的发展进程。

◆ 隐私和安全

对个体而言，医疗数据无疑是最为关键、最为私密的。所以，"互联网+ 大健康"产业的发展，应该建立在对人们的医疗数据进行充分保护，并保障这些数据不会被违法使用的基础上。事实上，尽管许多掌握大量用户医疗数据的个体及组织制定了一系列的保护措施，但黑客盗取用户医疗数据的案件仍旧时有发生。

2015 年 2 月，美国第二大医疗保险服务公司 Anthem 发生的用户数据泄露案件，在国际上引起了轰动。该公司的数据系统被黑客攻破后，有8000 万名用户的数据被泄露。值得庆幸的是，该公司被泄露的用户数据只是患者的身份信息，如家庭住址、姓名等，患者的就诊信息并未被黑客盗取。但是，在黑客十分猖獗的互联网时代，用户医疗数据泄露恐怕仅是时间问题。因此，确保用户医疗数据的安全及规范使用是十分必要的。

尽管"互联网＋大健康"产业的发展还存在着许多问题，但是这在其为人类创造的巨大价值面前，几乎可以忽略不计。有理由相信，随着"互联网＋大健康"产业的不断发展，配套的用户数据保障机制会日趋完善，未来人们将享受到更为优质、更为安全的医疗健康服务。

全新的医疗服务体验

下面的情况对很多人来说并不陌生：生病去一家医院治疗，当没有明显效果时便换到另一家医院。这时，却常常被告知在原来医院的检查不"算数"，需要重新再做一次。如此，从县区医院到省市医院，不得不在各个医院重复检查、反复折腾。

造成这一不合理状况的原因，除了利益诉求和信任问题，还在于各个医院间确实存在着数据鸿沟。医疗大数据则能够有效解决这一问题。一方面，没有连续性的病患健康大数据，不仅重复检查在所难免，基于互联网的远程医疗模式也难以真正成型。因为仅根据独立的身体指标而没有对体征数据的系统综合分析，很难在线上准确地判断病情病因。

另一方面，检查和治疗的不足或者过度都不利于病人的身体健康，也有可能加重病人的经济负担。根据相关的调查，同一个病患在不同医疗机构就诊时，常常会得到不同的诊治康复方案，而这些方案的效果和成本差异很大。

相反，通过大数据技术，医生可以获得病人的体征数据、费用数据、疗效数据等多方面的医疗大数据信息，并基于对这些数据的系统综合分析，为病患制定出最佳的临床诊治方案，从而免去了病人重复检查的麻烦、降低了医疗费用，为病患带来了全新的医疗服务体验。

另外，当前的可穿戴智能健康设备能够在数年时间里连续监控用户的身体状况，一些防水性强的设备甚至在用户洗澡时都不用摘掉，真正实现了无间断全天候的健康监管。这既为人们的健康管理和疾病预警提供了有效的防控路径，也使高血压、糖尿病等慢性病患者能够精准掌控自身病情，大大降低了意外事件发生的概率。

我国目前有 1 亿多高血压患者，同时还有大约相同数量的潜在高血压人群。如果这 2 亿多人都穿戴上"高血压手环"之类的健康智能产品，当血压达到临界值时及时提醒本人或主治医生，那么就能有效规避意外事件的发生。而且，从大健康产业发展来看，数量庞大的病患群体也为高血压健康管理和相关的可穿戴智能产品提供了巨大的市场空间。

当然，大数据对传统健康产业的颠覆需要可穿戴产品在技术上稳定合格，以及大数据综合管理平台的构建和有效运作。如此才能全天候采集用户的体征数据，并通过对各项生理数据的整合分析为用户提供及时精准的健康管理和疾病预警。

具体来看，大数据在优化医疗服务体验、改善公众健康监管以及丰富人们的医疗健康知识等方面有着重要意义。

第一，健康大数据的互联互通，能够使医院以及医生摆脱对医疗设备的依赖性。未来，当开放共享、互联互通的健康大数据系统建立起来时，人们也许只要凭借一张身份证就可以在全国任何医疗机构就诊，而医生也能够从中看到病人从出生开始时的所有医疗检查与就诊信息。

第二，健康大数据系统改善了对公众健康的监控，提升了公共卫生部门对重大疫情的防控能力与水平。通过全国范围的电子病历数据库，公共卫生部门能够及时检测出传染病，实现对疫情的快速响应和全面防控，从而有效控制疫情范围、降低感染概率；同时，借助健康大数据平台管理系统，公共卫生部门还可以为公众提供及时准确的疫情信息和健康咨询，提升人们的健康管理意识，降低传染病感染风险。

第三，健康大数据还丰富了普通民众的医疗健康知识，让人们对疾病的病因有着更深入专业的了解。疾病的发生都有相应的病因病理，可能是基因缺陷，也可能是环境或者不良生活习惯所致。在传统医疗模式中，医院和医生只是根据病人的具体病症开出治疗方案、解除病症，而很少向病人解释发病的内在病因病理，即便有也多是普通人难以理解的专业性解释。

健康大数据系统不仅能够为病人提供所咨询疾病的治疗方案，还会根据个人的具体信息帮助人们搞清楚疾病产生的原因，从而实现更优质的健康管理，有效预防疾病发生，让人们获得更健康的生活。

欧美等发达国家往往比较注重对日常生活工作中人们健康数据的采集分析，以便为人们提供及时有效的健康监管和疾病预警，而不是等到病发时才开始检查化验和收集分析健康数据。

心脏病是当前世界上最致命的疾病之一，人们也总能在日常生活中听到一些人在没有任何征兆的情况下由于心肌梗死或心脏病而猝死。而通过大数据系统对心脏病患者的身体状况进行全天候实时性监测，并对积累的心率和心跳数据进行综合分析，就能够实现及时预警，从而大大降低病人猝死的概率。

美国用了 4 年时间投入 700 亿美元才最终建立了统一的全民医疗大数据系统，而我国面临的困难更为复杂，全民健康大数据平台的构建任重道远。但不管怎样，健康大数据是"互联网＋"时代深化我国医疗改革、优化公众医疗健康体验、重塑健康产业的必然选择。而且，移动互联网、智能手机等的发展普及也为覆盖范围更广的健康大数据系统的建立和完善提供了十分有利的条件。

个人健康管理新模式

健康对人类的重要性不言而喻，为了监测人体健康状况，一些能够量化自我的产品相继研发并推出。在移动互联网持续发展的今天，智能可穿戴技术也日渐进步，与之相关的可穿戴健康设备的应用也逐渐普及开来，成为人们日常生活中的组成部分。可穿戴健康设备能够使用户实时收集自己的身体健康数据，并与其他用户进行共享与互动。随着大数据时代的到来，其作用显得尤为突出，可通过数据收集、分析与处理来对用户的健康情况进行管理。

智能可穿戴健康设备是对量化自我的应用与实践。具体而言，获取用户自身的生理及心理健康数据，参照健康标准对其进行智能分析，纠正人们错误的行为习惯，使人们的生活更加合理、健康。近年来，我国的人口老龄化问题日趋严重，医疗健康机构的运转也难以满足社会需求，因而，智能可穿戴健康产品将拥有广阔的发展前景。

智能可穿戴产品，是收集精确数据并进行科学分析，要在国内进行"量化自我"的广泛应用，可能需要很长的一段时间。不过，若在产品中融入人性化元素，在显示数据处理结果的同时，呈现出对用户的关怀或满足其娱乐需求，与中国人历来讲究人情、喜爱娱乐的特征相符，则能够使产品应用更具本土化特征。

◆ 引领"量化自我"风潮

随着大数据技术的开发，相关的应用也从方方面面改变着人们的日常生活。其中，在企业大数据应用中，最具代表性的应是商业智能，在行业大数据应用中具有代表性的则是智慧交通、智慧城市等。在个人大数据应用方面，"量化自我"（QS）的概念能够对其应用做出合理而精确的阐释，这个概念是由凯文·凯利和盖瑞·伍尔夫提出的。

概括来说，大数据指的是获取海量数据资源，并进行深度分析与处理，挖掘其内在价值，预计其后续发展趋势。哈佛大学学者加里·金认为，大数据是一场管理革命，它将把量化应用带到众多行业，其中，人类的自我量化只是其中的一部分。

用户的行为有时看似简单，但其中包含了许多潜在的信息内容，通过获取用户的日常行为信息，能够对其当下的健康状况进行有效评估。量化自我是启动用户本身佩戴的健康产品，对其日常生活中的饮食、作息、心理状态等多方面的信息资源进行统计，并对数据进行深度挖掘，更直观地显示用户的身体健康状况，对其行为进行指导，引导其形成良好的生活习惯。

2007 年，凯文·凯利与盖瑞·伍尔夫创立"量化自我"网站，掀起更大范围内的量化自我运动，如今，世界很多国家与地区都设立了"量化自我"团体，为相关产品的研发与推出做出了贡献，具有代表性的产品有：Misfit Shine、Jawbone Up、Nike+FuelBand 等。这些产品受到各国消费者的青睐。不仅如此，"量化自我"在多个领域得到应用，人们对这一概念的了解也更加深入。

根据市场研究公司 ABI Research 的分析结果，健康类的产品在未来的市场竞争中将占据优势地位。以 2012 年为例，在医疗电子行业中使用的无线可穿戴健康传感器的规模就比 2011 年增加了 900 多万台。根据相关机构的分析，预计到 2018 年，无线可穿戴健康传感器的应用规模将会超过 1.6 亿台。

市场研究公司 Transparency Market Research 也认为，在所有可穿戴产品中，未来发展空间最大的是与医疗健康相关的产品，涉及健身与娱乐的可穿戴产品居于第二位。虽然市面上一些类似智能手表、谷歌眼镜的商品受到大众的追捧，但大部分产品还没有真正得到应用。相比之下，医疗领域及健身产品的发展更为成熟一些。

近年来，我国在智能可穿戴产品方面的发展水平与发达国家间的差距逐渐缩小，国内可穿戴便携移动医疗设备的市场规模也在逐年增长中。艾媒咨询预计，国内可穿戴便携移动医疗设备的市场规模在 2017 年可能达到 50 亿元，五年之内将增长十多倍。从中可以看出，用户的个人医疗健康需求将推动相关产品的发展，同时，随着大数据的广泛应用，国内消费者对"量化自我"的认可度也逐渐提高。

◆ 个人健康管理新模式

根据麦肯锡咨询公司的调查结果，若大数据在医疗健康行业中得到应用，从各个方面进行资源的优化配置，加速系统运转，能够降低用户及医疗机构 4500 亿美元的成本消耗。这意味着，利用便携式医疗健康产品，不仅能够给用户本身带来便利，还能提高医疗机构的运营效率。事实上，健康监测与专业的医疗服务是息息相关的，虽然用户需要在健康监测设备上支付一定费用，但相比疾病治疗，这个环节的成本投入要明显低一些，但大部分国内用户都不注重前期的健康监测，到疾病发生时才开始注意身体健康。

如今的生活节奏不断加快，人们面临的工作压力也日益增大，导致很多人的身体素质开始下降。人们意识到自己的健康问题后，提出对健康监测设备及产品的需求，推动了"量化自我"运动在各个国家与地区的开展，对相关产品的关注程度也逐渐提高。

在国内的健康监测设备中，快乐妈咪和康康血压的设备都有一定的重量，移动性也差一些，不过其优势方面体现在产品中融入人性化元素，能够提供多方面的服务，或许能够给同类产品的发展带来有益启示。

胎音检测是快乐妈咪产品的主要功能，负责信息数据的获取、管理及分析。与普通胎音检测设备的区别是，快乐妈咪与互联网技术的应用相结合，实现检测设备与手机应用程序的信息共享与连接，可以将胎音保存在手机里，还能发送到云端存储系统，为胎儿健康评估提供数据参考。除此之外，把胎音与音乐的音轨结合起来，以独特的"胎语音乐"呈现出来，用户可将其上传到社交平台，如图 4-1 所示。

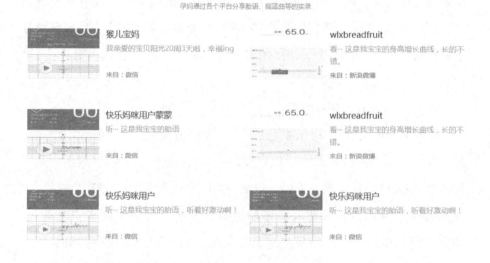

图 4-1 用户在社交平台的产品分享

用户通过手机浏览与查询专业医疗保健信息，也可以与其他准妈妈们一起分享育儿经验，满足了用户的心理需求，可提升用户黏度。

快乐妈咪创新其服务模式，把移动终端的应用连接到传统胎音检测产品上，同时提供相关的娱乐功能，增强了用户的体验。在胎音检测领域中，快乐妈咪是最早开创这种应用模式的。

康康血压也实现了手机应用与传统检测设备的连接，相比于快乐妈咪，该产品也有自己的突出特点。康康血压设备的主要功能是实时监测用户的心血管健康状况，在获取数据资源后，以手机短信的形式向用户的家人报告其健康状况，有效减轻家人的担忧，也提示用户定期监测自身的健康状况。

通常情况下，健康检测产品只是收集用户数据资源，进行分析处理，将结果呈现出来，提醒用户注意相关问题。康康血压的应用还要更进一步。借鉴线上诊疗的服务方式，康康血压在监测到用户血压超出合理范围后，允许用户通过网络向专业医疗人员求助，在线医生参考该用户的健康信息，为其提供在线诊疗及服务，若发生紧急情况，还可以指导患者的家人进行科学操作。整个服务体系中涵盖检测、咨询、在线医疗服务等各个环节。为了保证在线诊疗的专业化水平，其服务提供者都具有专业资格认证，并且拥有丰富的治疗经验（职位不低于副主任医师）。

除此之外，康康血压联手中国高血压联盟，实现数据资源的共享。国内三甲医院心血管部门历年来保存的数据资源为产品提供了有效的信息参考，同时，康康血压也十分注重数据资源的获取，提高医疗解决方案的精准度，通过资源整合，提高大数据在该领域应用的有效性，在与同类产品的竞争中处于优势地位。

医疗健康大数据如何变现

移动互联网时代，通过以智能手机为代表的移动终端，享受多姿多彩的互联网生活已经成为人们生活的重要组成部分。与此同时，人们创造的数据规模也在迅速增加，如今人类已经进入了一个信息爆发式增长的大数据时代。

大数据所具有的广阔应用前景，使其受到了社会各界的广泛关注，越来越多的时代"创新先锋"借助大数据强大的影响力实现了传统产业的转型升级。在大数据驱动下，互联网医疗产业正在发生着一场前所未有的颠覆性变革。

◆ "大数据＋医疗健康" 的优势

互联网医疗大数据的崛起，使得根据用户医疗数据，实现医疗健康服务的个性化及定制化生产具备了现实基础。2014 年，互联网医疗产业迎来了一次重大的发展机遇，在人工智能、云计算、垂直搜索等技术的支撑下，大数据与互联网医疗健康产业的结合成为一大热点。

大数据与互联网医疗健康产业结合的优势主要表现在以下 3 个方面。

（1）大数据技术可以帮助医疗机构掌握大量的患者信息，为医生诊断病情、治疗疾病提供重要支撑。

（2）在医生掌握足够的患者数据的基础上，医生通过互联网对患者进行实时在线治疗成为现实。

（3）物联网、移动互联网、传感技术及大数据技术的应用，使患者可以通过移动终端对自己的健康状况进行实时监测。日趋智能化及数据化的医疗健康服务，将推动大数据健康产业实现跨越式发展。

大数据时代，互联网医疗大数据将对传统的医疗模式带来颠覆性的变革。互联网医疗大数据产业作为一种新兴业态，其展现出来的巨大发展潜力，无疑将会引发一场前所未有的医疗健康产业革命。

◆ 大数据为大健康产业构建新平台

如果人们的医疗数据能够被合理利用，将会对整个医疗行业带来诸多积极影响，甚至能够挽救许多人的生命。但这需要有海量的用户医疗数据作为支撑，如患者的身体机能、症状描述信息、患者就诊记录、医生开具的药方等。

虽然近年来，互联网医疗大数据领域的创业公司不断涌现，但是真正具备医疗大数据搜集、分析能力并制定出定制化的医疗解决方案的公司屈指可数。智能穿戴设备、医疗 APP 应用及在线医疗的快速普及，使互联网医疗大数据行业开始面临一个十分尴尬的问题：如何对海量的互联网医疗数据进行有效处理？

以智能手表为例，这种产品能够记录佩戴者每天行走的步数、路程等数据，但却无法从这些数据中挖掘潜在的价值。

　　IBM 开发的 Dr.Waston 是一款智能医生产品，它以数据处理技术作为互联网医疗大数据领域的核心切入点。IBM 在 Dr.Waston 上投入了大量的资源，甚至 IBM 医疗部门重组时，围绕 Dr.Waston 组建了七大部门。

　　实践效果也证明了 IBM 这一战略的巨大成功。Dr. Waston 被应用到协助护士完成日常工作中，并审查医疗请求；全球著名的肿瘤医院安德森癌症中心将 Dr. Waston 应用在癌症数据处理方面；世界著名非营利性私立医疗机构梅奥诊所借助 Dr. Waston 进行医疗实验；跨国医疗巨头美国强生公司利用 Dr. Waston 对与临床试验结果相关的论文进行分析，并根据分析结果制定出治疗方案。

　　国内市场也有部分创业公司，通过重点发展互联网医疗大数据分析技术建立起了一定的领先优势。2014 年 9 月，以医疗数据分析技术为支撑的中国首家健康垂直搜索网站"健趣网"，首轮融资估值就已经超过了 1 亿美元。

　　事实上，释放大数据产业的价值需要完成搜集、存储、分析及应用 4 个环节，而对于医疗健康大数据的变现而言，后 2 个环节尤为重要。目前，许多互联网医疗大数据领域的创业公司为了争夺入口优势、培养用户并扩大市场份额，将精力重点放在了医疗数据的搜集与存储方面，并未考虑医疗大数据的价值变现问题。

　　未来，要想打造满足患者需求的闭环生态，释放出医疗健康大数据的潜在价值，需要在互联网医疗数据的分析及应用方面投入更多的资源，建立起涵盖"互联网 + 大健康"全产业链的平台，通过为广大患者提供附加值极高的个性化及定制化的医疗服务，实现企业价值最大化。

大数据时代的健康保险

随着科技的不断发展进步与互联网的进一步普及，当今世界已然进入了来势汹汹的大数据时代。在这一时代里，"数字化"成了一个明显的特征，而医疗领域也已正式向"数字医疗"迈进。

在这一趋势之下，曾经适应健康保险生存的基础环境将会发生颠覆性的变化。这样一来，保险机构就必须就自己的"存在"问题进行重新思考，从本质上来说，就是要思考应该以怎样的逻辑与形式存在于新的时代。

◆ 寻找保险存在的原始诉求

当如"云计算""大数据"等全新的科技名词接踵而至、令人目不暇接的时候，和大多数人一样，保险行业的从业者们也在新鲜之余有了一丝茫然与困惑，茫然于不明白这些新技术的到来意味着什么，困惑于不知道自己该如何应对。

如果从相对静态的角度来看的话，大数据时代里，作为生命个体的"人"同样会面临数字化，其日常生活与工作的方式都有可能逐渐地实现数字化。尤其是各种记录生命体征的可穿戴式设备的研发与推广，会形成一个记录体系，且具备多维性、动态性以及持续性的特点，而人在描述、预计其寿命与健康时也会更加清晰与明确。

从相对动态的角度来看的话，大数据时代里，医疗领域的信息势必会呈现出数据化和智能化的趋势，特别是数字领域利用基因信息与影像信息。这表明了无论是寿命还是健康，其基础环境将发生的变化是根本性的，在对其判断、控制以及改善等方面都将可能发生质的变化。

如果是这样的话，那我们就会面临一个问题：如果寿命可以预知、健康实现可控，那么人寿保险还有没有必要，健康保险要保的又是什么？

科学技术发展的车轮是不断向前的，科技创新所带来的颠覆也是势不可当的，互联网、大数据也好，基因工程也好，这些都会逐渐发挥出更大的能量，从根本上改变保险经营的基础，比如说风险的基础环境会被颠覆。那么，照这样发展下去，保险会以什么样的形式和逻辑存在呢？要想回答这一问题，就必须追溯到最初，去了解其存在的原始诉求究竟是什么。

就大家普遍的认知来看，健康保险为的就是保险补偿，其实不然，其最根本应该是怎样才能使得生命与生活的质量得到提高，使得社会医疗和卫生管理绩效得到进一步提高。只要抓住这一点，我们再去思考上文所提到的问题时就能够知道应该怎么做才能找到解法与出路。

◆ 健康保险迎来新的发展机遇

当前社会，居民生活中普遍存在的一大困扰就是"看病难""看病贵"，究其原因，是社会卫生与医疗管理方面的绩效问题，而在这两大难题的表象之下，隐藏着的就是当今医疗体制改革所遭遇到的 3 个瓶颈，如图4-2 所示。

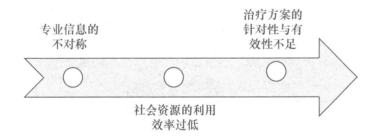

图 4-2　医疗体制改革的 3 个瓶颈

（1）专业信息的不对称

正是因为这一问题，导致了医疗方案所具备的科学性、合理性以及有效性得不到保证，产生了严重的过度医疗问题。同时，也因为这一问题，使得药品的生产与流通都变成了暴利行业，从而推动着"看病贵"愈演愈烈。

（2）社会资源的利用效率过低

在医疗领域，时间效率是最为突出的问题，其具体表现是人们花费在看病这件事情上的时间要远远超过实际的看病时间。一般来说，看病的时间其实只有几分钟，但人们却要花费大量的时间在等待上面，如等待挂号、等待化验结果等，这样一来造成的社会成本负担就非常惊人。

（3）治疗方案的针对性与有效性不足

很多治疗方案并不能很有效地针对病人所患疾病的个性化需求，这样便造成了一定的差异，也就造成了卫生绩效的隐形低下。

"看病难"和"看病贵"对健康保险来说，其实是一把双刃剑，成为严峻挑战的同时，也为医疗的发展带来了机遇。而保险业是否能够寻求到破解这些难题的答案，并且将自身的独特性更好地发挥出来，分担政府和社会的重任，就要看其是否具备大局意识以及足够的创新能力。

通常，在对国家的卫生管理绩效进行提高这一问题上，多数国家都是选择先进行体制机制改革，希望借此来破解医疗领域中的种种难题，然而事实却告诉我们，其效果并不尽如人意。

随着科技的进一步发展与互联网的进一步普及，已经到来的大数据时代为我们带来了全新的视角，于是这个难题就有了解决的可能性。因为卫生和医疗绩效低下的重要原因就是信息的不对称，而互联网与大数据恰恰能够从根本上解决这一问题。作为新一代信息技术的重要组成部分的物联网，更是能够促进医疗服务越来越高效、越来越便捷。

应该相信，在数字化的信息时代，卫生、医疗、健康管理在技术与管理方面都会发生新的变革，能够为健康保险提供更大的发展空间。

◆ 重构数据将成为保险公司创新的核心能力

保险业应该牢牢把握住这一时机，通过健康保险来代理被保险人的健康利益，将如大数据、物联网、基因工程、人工智能这样的前沿科技充分地利用起来，探索出全新的商业与服务模式。更重要的是要形成一种倒逼机制，反过来推动我国在卫生、医疗方面的体制改革。

（1）要解决观念问题

这其实是最重要的，如今的世界变化极快，科学的发展日新月异，科研成果更是层出不穷，而基于这些新技术成果的模式创新恰恰就是推动时代进步的核心力量。很多人都对新的技术与领域知之甚少，这其实就是一种新的"无知"，而更可怕的是有不少人不仅没有意识到这种"无知"，反而还对新的技术与领域抱着不屑的态度。

（2）要保持创新意识

当前社会，面对不断更新换代的新技术，有创新意识是非常关键的。在大数据时代，数据已经日渐成为社会极为重要的资源，而对于企业来说，在这样的大环境下不可能拥有所有的数据。所以，数据管理所要面临的情况就是"不求所有，但知所在"，要求的就是对数据的相关情况能够有所了解并且能够获取。

（3）必须能够对数据进行解构与重构

对于保险公司来说，应该组建相关的团队对新的技术和领域进行跟踪研究，特别是要捕捉前沿领域的新技术，这样才能够根据自身业务的发展以及提高效率的需要，进行全新商业模式的构建与创新。保险业应该着重关注的新领域包括基因工程领域、人工智能领域以及物联网领域等。

早在 1985 年，美国科学家就提出了人类基因组计划，并于 1990 年正式启动。其任务是从 40000 个组成人类染色体的基因中测定包含的 30 亿个碱基对组成的核苷酸序列，进而绘制出人类基因组图谱，最终实现破译有关人类遗传的信息。如此一来，便可以对生命进行解码、进一步了解生命的起源、认识生命体生长发育的规律、了解种属之间与个体之间为何会存在着差异、深入了解疾病产生的机制、更进一步地认识长寿与衰老等生命现象，这些都将作为科学依据来帮助人类诊治疾病。

未来基因技术应用的重点还包括基因诊断、治疗、疾病预防，疾病易感基因识别，环境因子干预等等。这一计划在 2005 年已经基本完成，现已在医疗领域得到了推广应用，而测序的价格则趋于降低，在相关领域的影响越来越大。

基因测序技术在得到普遍应用之后，会有更多的人拥有基因密码地图，人类在健康管理水平方面会得到大幅度的提升，而与此同时，保险行业所面临的就是巨大的挑战了。美国曾经进行过一项调查，结果显示人们通过基因测序技术了解到自己的身体状况之后，其长期的医疗保险计划会发生改变的可能性会增加至原来的 6 倍。

2008 年，美国通过了《反基因歧视法》，限制了保险公司对基因技术的利用。而今，我国基因测序产业正以星火燎原之势发展着，得到广泛的应用是必然的趋势。在这样的形势之下，国内的保险业应该尽早给予关注并寻求应对之策。

◆ 利用物联网技术进行健康管理

一直以来，我国医疗效率一直寻找不到合适的解决之道，而物联网的出现就像一道"曙光"，照亮了破解这一难题的道路。所谓物联网，指的就是物物相连的互联网，基于网络等信息载体，使得普通的物品实现互联互通。在健康与医疗管理方面，物联网发挥出了巨大的能量，通过智能手环、眼镜等感应设备终端的使用，将人体的各种生命特征信息加以采集，再通过网络以及移动网络将之联系并集中到同一平台之上，然后在此平台上进行健康管理以及医疗服务。这些感应终端在未来的发展会更加全面，采集到的信息也将更加完整。

基于移动网络技术，有机整合各种医疗资源形成的全新的电子诊断模式，可以使得卫生、医疗的效率获得极大的提升。据相关数据显示，北美的医生每年进行的 6 亿次以上的诊断中，有 50% 的诊断都能够通过电子诊断来进行。

据权威估计，发达国家在电子诊断方面大约有 500 亿～ 600 亿美元的市场潜力。而我国，目前也已经有春雨医生、丁香园等医疗互联网企业在使用 APP 等手段进行类似的尝试，已经获得了社会的初步认可与接受。生产硬件设备的企业也加入其中，利用前沿设备将触手伸到了健康管理领域，如 Fitbit、Jawbone、Nike 和小米手环等。据有关方面预测，到 2017 年年底，中国移动医疗市场规模将超过百亿元。

从根本上来讲，人们参与健康保险为的并不是保险赔偿。既然如此，保险公司就应该着重研究客户的健康管理，为之提供专业化、个性化的健康状态维护。针对于此，可以从 3 个角度来设置解决方案，一是家庭角度的解决方案，二是社区角度的解决方案，三是医院角度的解决方案，包括养老院与康复中心。

在家庭解决方案中，保险公司可以充分利用物联网技术，通过发展迅速的感应设备终端对客户的健康指标进行监测，还可以根据客户不同的身体状况配备专门的检测设备。更重要的是，建立起管理健康的服务中心，将客户的健康指标动态评价以及监管体系导入进去，根据客户的健康指标监控情况，向其提供更具针对性的方案，确保其体质与健康水平能够得到不断的提升。

社区这一平台应该被充分地利用起来，保险公司应该以此为中心建立起医疗与健康的服务中心，可以为社区成员提供三大服务功能。第一，建立电子健康档案，通过实时监控系统对其健康状况做出动态评价，并据此提供针对性较强的医疗与健康管理建议；第二，提供各类专业的前端检查以及远程诊疗服务，并对接医院的远程诊疗中心来提供远程专家会诊；第三，对患有慢性病或是有特殊需求的社区成员实行动态监控与健康管理，以保证能够在必要的时候进行紧急救助。

作为国家卫生体系的中心，医院起着管理中枢的作用，我国卫生管理的突出问题是医疗资源的短缺与分布不均衡，针对这一问题物联网技术可以从 3 个方面来进行各方利益的兼顾，即建立会诊系统，建立"网上门诊"体系，建立起以电子病例为基础的医疗数据库。

我们在上文中提过，随着信息技术的不断发展，曾经适应健康保险生产的基础环境会出现翻天覆地的变化，这会对其经营管理的各个环节产生巨大的影响。这样一来我们就不能从表面上去讨论其要如何应对的问题，而是应该回归根本，就自己的"存在"问题进行深入的思考，这样才能找到应对之法，即基于新技术的健康管理服务新模式。

其实，在曾经的经营理念中，也有"健康管理"的含义，但是那仅仅是停留在一个较浅的层次上的，而未来行业的需求是更深的层次。新的时代要求的是更为专业、系统且客户体验更为良好的健康管理，这就要求其与技术创新、制度创新进行有机结合，而其核心的价值就在于对健康管理的持续观察以及专业的个性化服务。

《黄帝内经》有云："上医治未病。"意思就是说好医生是让人在没有病的情况下防止得病。其实，这句话对保险行业也有着指导性的意义，其应将"治未病"视为指导思想，发展业务时要着重为客户提供高水平、高效率的健康管理服务；经营自身时，应对行业发展要做到未雨绸缪，尽早探寻适应新形势的新模式。

【案例】苹果 +IBM：布局健康大数据

苹果公司在涉足可穿戴领域的早期，就将"大健康"纳入自己的发展规划，并计划通过该行业的发展进一步开拓可穿戴市场。不仅如此，其还通过大健康产业的发展，来推动苹果系统 iOS 在内容方面的研发，丰富苹果手机的应用，这一逻辑与 Apple Pay 的发展存在相似之处。

苹果在健康大数据领域究竟能否取得成功？经过分析可以发现，在该领域的发展过程中，苹果采取了众多不同类型的发展方案，例如联手国际商业硬件公司（IBM），对苹果的应用体系进行了延伸。

◆ 与 IBM 携手布局健康大数据

苹果在进军健康大数据领域的过程中联手 IBM，说明这两家企业都对健康大数据的未来发展怀有信心。同时，健康大数据也被看作可穿戴领域中具有发展潜力的一项应用。

此外，IBM 还针对医疗健康企业的需求，组建专门机构，为其提供信息咨询服务，其健康数据信息主要来源于用户手中的苹果产品（智能手机、Apple Watch 等），旨在进一步挖掘健康大数据的应用价值。

具体而言，IBM 的沃森健康机构利用云计算平台对用户的健康大数据资源进行统计，之后再对信息资源进行处理，为美敦力、强生等企业提供信息咨询服务。之后，这些企业再将信息进行深入加工，为医疗健康行业提供参考。

另外，IBM 将 Exporys 与 Phytel（都属于医疗科技类企业）纳入麾下，提高自身对医疗数据资源的处理技术。从中可以看出，IBM 企图通过在医疗行业的发展来推动自身在健康大数据领域的进步。苹果在开拓医疗健康市场时，沃森健康机构会为其提供云计算及数据处理等技术方面的支持。如今，苹果还可通过 HealthKit 应用对用户的健康数据进行统计，同时，医学研究平台 ResearchKit 也能够为医院研究者提供患者数据，推动医学研究的进步。

◆ 用户数据安全如何保障

根据苹果的统计结果，到 2014 年年底，苹果健康应用 Health 的数据来源不少于 900 项应用。Apple Watch 的市场化运作，会促进苹果在健康应用方面的拓展，该领域也可能成为苹果在后续发展过程中的一个重点组成部分。

另外，苹果的信息安全问题受到美国监管部门的关注，从这个角度来说，苹果将在未来更加注重数据安全。FTC（美国联邦贸易委员会）明确要求，苹果的移动装置所收集到的使用者敏感的个人健康信息，需要在使用者知情且允许的情况下才能被其他机构使用。对此，苹果公司与 FTC 达成一致，保障了用户健康数据的安全性。

苹果给 IBM 提供的数据资源，是否违背了苹果在信息安全方面的保证，还未可知。2015 年 4 月，苹果在推广 Apple Watch 的过程中，对用户肖像的使用行为就引发业内人士的讨论。

苹果于 2015 年 4 月 10 日举办了 Apple Watch 的预约发售活动，为了最先看到苹果的新产品，很多粉丝用户在这一天涌进苹果线下体验店。而浙江杭州地区的一家苹果官方指定店铺，以公开的布告形式对当天进店的用户提出了一些要求。

要求中表示，对于进入这家店里的顾客，苹果公司与合作企业都可以通过店内录像设备收集其肖像及音频，可以将收集来的信息用于其他平台，而且没有时间限制。这意味着，凡是进入店中的顾客，就默认了苹果公司对其肖像的使用权，并且无法在之后提出异议。

从这个角度来分析，苹果将从智能手机、智能手表等设备中获取的用户健康信息，面向有合作关系的健康类企业开放，是否也存在泄露用户个人信息的安全隐患？迄今为止，在美国，大多数健康类移动产品获取用户相关数据资源都还不受相关法律的限制。然而，美国联邦贸易委员会认为，这些信息资源的安全性问题存在争议。随着时代发展及人们信息安全意识的提高，这个问题可能受到越来越多的关注。

◆ Apple Watch 能否承载更多的健康元素

苹果的 Apple Watch 投入市场后，受到了众多粉丝用户的青睐。据统计，Apple Watch 在 2015 年春季推出后，美国当地在第一天的预订规模就接近 100 万部，比安卓智能手表在 2014 年的累计销售规模还要多。调研公司 Canalys 在 2015 年 2 月对外公开了 Android Wear 智能手表在上一年的总体销售量，结果显示为 72 万部，比 Apple Watch 在第一天的预售量低了 28 万部。由此足以证明苹果智能手表对用户的吸引力之大。

根据调查公司 Slice Intelligence 的统计结果，Apple Watch 运动版的预订规模在 5000 ~ 6000 部。但需要注意的一点是，Apple Watch 的市场供给能力不足，以该产品的预售为例来分析，2015 年，预订 Apple Watch 的消费者，需要一个月后才能收到预订的产品，还有部分预订者要等待将近两个月。为了更好地满足消费者的需求，苹果公司需要改进自身的生产技术。

除此之外，还有一点要引起业内人士的注意，即 Apple Watch 初期的火爆离不开粉丝效应，要密切关注其后续运营情况。而且，Apple Watch 毕竟不同于普通的手表产品，关键要看它能否容纳更多的健康应用。如果 Apple Watch 能够在原来的基础上再添加一些应用，更好地满足用户需求，就能使其生态体系更加完整，提高该产品的价值。按照苹果公司计划，也是通过增加 Apple Watch 的应用，完善其功能设置，为用户的身体健康提供更多的数据参考。

如今，人们在日常生活及工作中面临着越来越大的压力，那些创业人员，在事业成功的驱动下，更是在工作中拼尽全力，忽视自己的身体健康状况，对这种健康类产品及应用的需求就更加明显。若苹果的智能手表能够帮助人们更好地掌握身体健康，将是一件功德无量的事。但是，根据当前的市场需求，苹果要在很多应用的研发上倾注精力，可能苹果联手 IBM 的目的之一也是丰富自身的产品应用。不过，苹果在这个领域确实拥有广阔的发展前景。

【案例】微美薇：云计算皮肤健康检测与分析系统

◆ 微美薇健康美容连锁简介

微美薇健康美容连锁—中国第一家"快餐"美容连锁公司，成立于 2014 年 9 月，坐落于祖国特区中的特区—深圳前海，是一家跨行业、多元化的健康美容连锁公司。公司以科技为驱动力，致力于中国的美容事业。

微美薇突破传统美容的局限，首次为"美容"制定标准，并借助高科技将"美容"平民化、快捷化、健康化、公开化和专业化，如图 4-3 所示。

微美薇以统一的品牌、统一的价格、统一的管理，配以一流的优质服务，

本着"让消费者以最实惠的价格享受最核心的服务"的理念，借助强大的
云数据平台，让顾客在与众不同的切身体会中感受微美薇独一无二且难以
抵挡的魅力和诱惑。

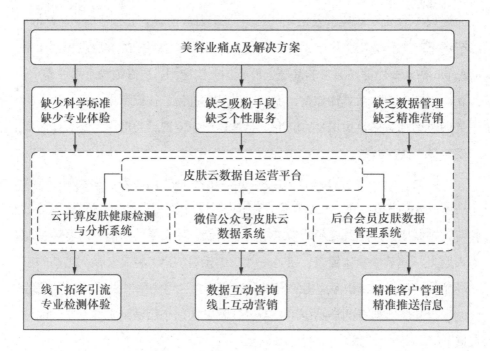

图 4-3　美容业痛点及解决方案

这是美容行业良好的生态解决方案，也是目前最好的基于大数据的
"B2B＋O2O"的美容服务平台。概括来讲，微美薇是通过"B2B＋O2O"
模式，为生产厂家、商户门店方和消费者三方打造大数据云服务个性化
美容服务平台。

为此，公司组建了专业的"美丽"队伍，会集了国内外顶级的生物科
学家、工程师、美容专家，并与国内外多个知名品牌企业形成战略合作，
倾力为大众打造一个新型的、科技化的"快餐"式健康美丽王国。

目前，公司已在河北、天津、山东、河南、湖北、江西、江苏、上海、浙江、
安徽、四川、湖南等地区的 30 多个大中型城市同步启动微美薇。让顾客无
论走到哪里，都能享受到微美薇美丽不间断的贴心服务。

◆ 云计算皮肤健康检测与分析系统

依托公司自主研发、中国整形美容协会监制的核心设备云计算皮肤健康检测与分析系统，可根据皮肤八大关键指标进行科学、快速、准确、专业的分析。同时结合相应的 APP，在提供专业的面部皮肤检测数据的同时，更能够有效地解决美容行业目前顾客信任缺失的问题以及拓客难、黏性低、营销难（缺乏精准营销）、进货渠道难等诸多问题。

云计算皮肤健康检测与分析系统由深圳微美薇健康美容科技有限公司与中国整形美容协会微创与皮肤美容整形分会联合研制，设备已经通过欧盟机构 CE 认证，数据精度检测通过 SGS 认证，如图 4-4 所示。

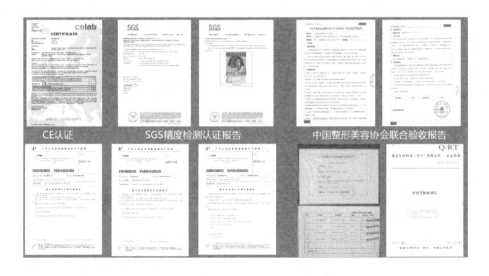

图 4-4　云计算皮肤健康检测与分析系统资质证书

商家利用皮肤检测设备线下快速拓客，检测后在 iPad 端口直接获得消费者八大指标数据，以图文方式分析消费者数据，结合消费者面部问题，有针对性地推荐门店护肤产品，直接形成订单，同时增强消费者专业体验感，如图 4-5 所示。

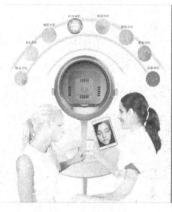

对比项目	云计算皮肤健康检测与分析系统	VISIA	魔镜仪
价格	——	12万-15万	1-3万
测试时间	15s	30～45min	30s
依据标准	亚洲人脸特征数据库	欧美人脸	无
准确度	连续检测误差仅±5分	±5分	20%以上
会员数据管理	为终端和连锁提供客户数据，实现精准营销和管理	无	无
判断依据	百分制，60分为合格分	统计比例	面积比例
个性化	个性化数据分析和方案推荐	无	无
互联网大数据	智能仪器与微信及后台管理结合	无	无

图 4-5　云计算皮肤健康检测与分析系统的优势

◆ 案例解析：全值某药店云计算皮肤健康检测与分析系统引流与成单

时间：2016 年 8 月 16 日 8:00—22:00

地点：全值某药店，小区

原来状况：每天进店（引流）人数 260 人，日成单量 92 单，平均客单价 43.5 元，日均销售额约 4000 元，其中非药品销售占 900 元，如表 4-1 所示。

表 4-1　全值某药店的基本引流及销售情况

日进店人数 / 个	日成单量 / 单	日均销售额 / 元	平均客单价 / 元	平均成单率 /%	非药品销售额 / 元
260	92	4000	43.5	35.4	900

现在状况：店内已配置微美薇云计算皮肤健康监测与分析系统，经过一天培训，店员已熟练掌握仪器的操作和相关引流话术后状况如下。

（1）店内引流

每天进店 265 人，成单 98 单，平均客单价 50 元，日均销售额 4900 元，其中测试人员 25 人，测试后成单为 10 单，平均单价 200 元，其中非药品销售占 1500 元，如表 4-2 所示。

表 4-2　全值某药店配置微美薇后店内的基本引流及销售情况

日进店人数 / 个	日成单量 / 单	日均销售额 / 元	平均客单价 / 元	平均成单率 /%	非药品销售额 / 元
265	98	4900	50	38.4	1500

续表

检测人数 / 个	检测后成单量 / 单	检测销售额 / 元	检测平均客单价 / 元	检测成单率 /%	检测率
25	12	840	84	48	9.8%

（2）店外引流

店外小区内设置测试点，日均测试 20 人，进店 15 人，成单 4 人，店外销售 420 元，非药品销售 360 元，如表 4-3 所示。

表 4-3　全值某药店配置微美薇后店外的基本引流及销售情况

店外检测人数 / 人	进店人数 / 个	日均成单量 / 个	日均销售额 / 元	平均客单价 / 元	平均成单率 /%	非药品销售额 / 元
20	15	4	420	105	26.6	360

（3）合计状况

总引流人数 275 人，总进店 270 人，总检测人数 45 人，总计成单 102 单，检测成单 16 单，总计检测后成单 8 单，总计销售额 5360 元，非药品销售 1860 元，如表 4-4 所示。

表 4-4　全值某药店配置微美薇后总体的基本引流及销售情况

对比	日进店人数 / 个	日检测人数 / 个	日均销售额 / 元	日均成单量 / 元	平均客单价 / 元	非药品销售额 / 元	检测成单率 /%
前	260	0	4000	92	43.5	900	—
后	270	45	5320	102	52.2	1860	35.5
提升	3.8%	—	33%	10.9%	20%	106.7%	—

（4）具体案例

8 月 16 日晚上 19:30，一位约 40 岁左右的女性客户进店，经店员引导进行皮肤测试，皮肤八大指标主要三大指标分数较低，补水保湿 50 分，皮肤净白 54 分，细纹抚平 44 分，其他分数都稍高于 60 分。

经店员讲解，该客户主要是干性皮肤、皮肤偏黑，同时面部细纹较多。经店员话术引导，客户需要补水、美白和紧致类型的产品，但是需要改善，必须以持续补水美白开始、逐步改善，且润白玻尿酸系列产品补水效果非常明显，芦荟紧致皮肤效果很不错，同时需要内部产品，可以内调外服同步改善，效果更佳。

因此，客户同时采购润百颜蜂巢玻尿酸水润保湿养水 1 瓶 208 元，润百颜蜂巢玻尿酸水润温和清洁乳 1 瓶 258 元，紧致皮肤的羚锐芦荟胶一盒 38 元，婴儿洗发沐浴露一瓶 39.8 元，内服天然维生素 E1 瓶 118 元，合计采购 661.8 元。

（5）结论

通过云计算皮肤健康监测与分析系统的配置和使用可以看到，新的服务体验为店面带来新的人流，同时通过检测数据大大提高客户的体验感和信任感，大幅提高成单率；可以大幅提高客户单价，同时大大提高药店非药品的销售；对于已检测未成单客户已经进入该药房的会员皮肤数据系统，以备该店后期成单转化和精准营销。

第 5 章

传统零售药店的转型与变革

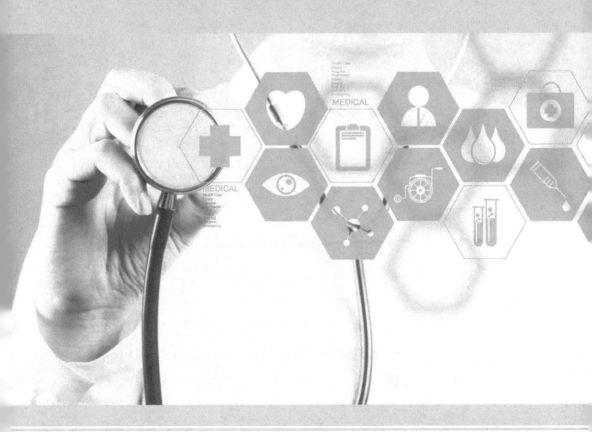

传统零售药店的运营困境

近几年，资本的大量涌入推动了连锁医药企业的快速扩张，医药零售门店的布局范围不断拓展。数据显示，当前我国已有大约 45 万家医药零售门店。医药零售市场特别是城市市场竞争的白热化，在一定程度上提升了连锁和单体药店的经营水平和质量。

不过，另一个较为明显的趋势是，各医药零售门店的客流量在下降，高黏性客户持续减少；同时，医疗保障政策的冲击又不断增加着药店的运营成本。这些情况导致了绝大部分单体甚至一些老牌连锁医药零售门店业务状况的不断恶化。

◆ 医药零售产业供过于求

数据显示，我国一家药店的覆盖范围平均为 3000 人，而欧美等发达国家一家药店的服务人数达到 6000 人，且这些地区的人均药店消费水平也远高于我国。可见，我国当前的医药零售产业处于供给过剩的状态。

从医药零售的整体发展形势来看，2014 年行业增速开始趋缓，整体盈利水平下降。同时，为促进医药零售行业的长远健康发展，政府推出了新版 GSP(《药品经营质量管理规范》) 认证，这将对单体零售药店造成巨大冲击。有人甚至预测，在 2016 年 6 月新版 GSP 认证大限之前，国内会有大约 7 万家单体药店由于无法承担质量管理的高成本或者管理运营能力不足而被市场淘汰，其比例占单体药店总规模的 25%。

其实，不只是实力较弱的单体药店，面对监管政策、市场环境和发展形势的变化，连锁药店的运营也面临着诸多困境。

首先，近些年医药零售行业兼并重组之风盛行，连锁药店不得不投入大量的资金保证自身发展。虽然很多连锁药店实力雄厚，不会在现金流上出现问题，但门店运营成本的抬升、口碑不佳，以及资金不能及时回笼等诸多问题，却大大阻碍了连锁药店的良性有序发展。

其次，人才资源的匮乏也是制约连锁药店发展的重要因素。目前来看，品类分析和优化人才、门店经营和药品营销人才、信息技术人才以及店长等管理类人才，是连锁药店实现扩张急需的人才资源。

再次，面对"互联网 +"的新商业环境，以专业化推动多元化，实现专业化与多元化的双向协同发展，是连锁药店强大自身、成功发展的必然路径。这需要连锁药店战略定位的转向重构，因为不同的战略定位决定着药店不同的发展方向、业态和盈利模式。

最后，随着国内医疗改革的深化、社会保障水平的提升，药价下调是必然趋势，市场竞争也将更加激烈，这是连锁零售医药企业在发展运营中不得不面对的问题。

◆ 零售药店运营的困境

药品零售门店是医药零售企业与消费者连接的"前沿阵地"，对企业战略目标的落地、财务业绩目标的完成、服务水平的提升有着关键影响。然而，作为最基本的业务单位，很多医药企业的零售药店运营都存在着以下 3 个困境，如图 5-1 所示。

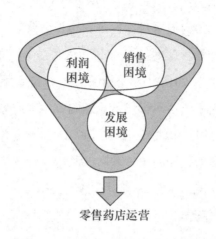

图 5-1 零售药店运营的 3 个困境

（1）销售困境

药品作为一种刚性消费需求商品，其市场规模相对固定，这导致药品零售行业的竞争十分惨烈。某家门店销售业绩的提升，意味着其他门店的市场份额减少，更多医院处方的流入，或者非药品销量的增加。

不过，从当前国内零售药店的实际运营来看，通过增加非药品的方式提升销售业绩相当困难，而且药店销售品类的多元化会削弱其专业性优势。因此是否应该进行多元化，以及如何平衡专业化与多元化，都还需要慎重考虑。

随着医药零售市场竞争的白热化，药店惯用的促销手段已无法帮助其成功抢夺其他门店的客源；而在争取医院处方流入方面，很多药店更是束手无策。这些都使得众多零售药店越来越陷入"销售焦虑"之中。

（2）利润困境

销售困境必然会影响药店的盈利水平，但这并不是最主要的，因为药店可以借助多种方式改善销售状况。对药店利润影响更大，也令药店更难以应对的是来自基层医疗机构药品的零差率销售、政府部门对药品的行政性强制降价，以及不断攀升的门店经营成本。

基层医疗机构通过药品零差率销售和医保报销政策，对零售药店建立起完全的竞争优势，实现了对药品零售市场份额的有力争夺；同时，零售药店还必须根据监管部门的规定在门店中配备一定数量微利甚至无利的基药品种，再加上经营成本的不断提高，很多药店都不可避免地陷入"利润困境"。

（3）发展困境

如果不能从"利润困境"中突围，那么药店的任何发展都是"空中楼阁"，医药零售企业的长远发展也自然无从谈起。企业要么被其他成功发展的同行"吞并"，要么进行业务转型。然而，不论是内部日益激烈的市场竞争还是外部不容乐观的大环境，都使传统医药零售企业在发展方面举步维艰。

为了突破上述运营困境的束缚，国内医药零售领域的从业者做了很多尝试，如引进百货、化妆品、器械等实现业务的多元化发展，开设网上药店进行线上线下的多渠道营销，开办诊所为客户提供更好的药品推荐和用药指导，等等。

虽然受制于药店自身的战略定位和发展目标，人们能够找到的突围方式并不多，但这些服务项目的增加确实在一定程度上改善了药店的运营状况。只是这些举措能否从根本上帮助零售药店"破局"，还需要首先分析一下当前药店陷入困境的原因。

◆ 零售药店陷入困境的原因

零售药店陷入困境的原因主要有以下几点，如图 5-2 所示。

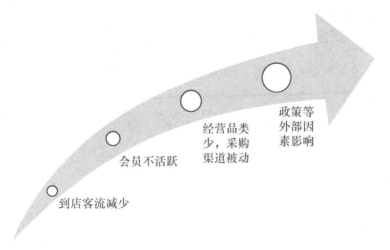

图 5-2　零售药店陷入困境的主要原因

（1）到店客流减少

与其他商品相比，药品零售是一个低频业态，超市每天都会有很多人光顾，而去药店的人却不多。同时，药店数量的不断增加使低频问题更加突出：当每个小区周边都有很多药店时，以往的"区位"优势也就不复存在，而同质化的经营竞争会使人们将便捷性作为第一选择，从而导致了药店客流量的不断减少。

（2）会员不活跃

这主要是由于多数药店没有创新突破，同质化、单一化，无法真正实现与会员的互动，自然也就不能通过会员政策吸引和黏住用户，获取更多效益。例如，大多数药店的会员就是一个卡和号码；所谓的会员活动也是比较单一的降价促销、折扣或积分礼品；另外也有少数药店会放置一些检测仪器，或者通过健康知识讲座等会销方式增加销量。

整体来看，多数药店的会员机制都过于单一，无法为会员提供更优质的服务并帮助会员长久成长，因此自然也无法获得会员的高度认同和忠诚。一个明显的例子是，居民在小区周边的每家药店都办理了会员卡，但对每家药店都缺乏忠诚度，基本上是哪一家药店好处更多就会去哪一家。缺乏创新和特色的同质化的营销与服务必然导致会员的低活跃度。

（3）经营品类少，采购渠道被动

药物品类少、采购渠道被动，也是多数零售药店陷入运营困境的重要原因。药品消费是一种刚需，药店只能被动等待有需要的人前来。

然而，在医药物流和配送服务不断优化升级的情况下，药店的这种保守性经营使它们很难及时精准地获取快速变化的市场需求信息，不知道也没有足够的渠道了解最新的产品。信息的缺乏导致药店无法实现更合理的药品经营选择，而只能凭借之前对市场的理解进行经营。

（4）政策等外部因素影响

医药体制改革的深化必然会导致药价的持续下跌，处方药限售、医保体系对药店经营品类的限制、社区医疗机构对基本药物的零差率销售等因素，也会使零售药店能够获得的毛利润持续减少；同时，不断攀升的店铺租赁和人力成本也对实体零售药店的运营造成了很大影响，使零售药店面临着越来越大的发展压力。

当然，零售药店也不会一直处在"囧途"。不论是 2016 年政府工作报告中明确提出的"协调推进医疗、医保、医药联动改革"，医疗机构对药品消费影响力的增强，还是国家逐渐放开处方药的院外销售，都为零售药店运营状况的改善提供了有利环境。

传统零售药店正处于一个机遇和困境并存的阶段。如果药店能够顺应"互联网 +"的大潮，借助互联网思维、技术、渠道和平台有效整合更多社会资源，并以互联网创新思维变革重塑以往的经营模式，那么走出困境、获得更强生命力也并非不可能。

零售药店的五大转型路径

在无力改变外部竞争和发展环境的情况下，传统医药零售企业可以从以下几个路径出发进行"脱困转型"，如图 5-3 所示。

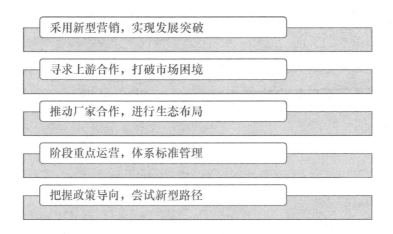

图 5-3　零售药店的五大转型路径

◆ 采用新型营销，实现发展突破

国家新医改政策的出台和落地，将导致医药零售领域市场格局的颠覆重组。面对当前的药店运营困境，医药零售企业应该积极创新营销思维和模式，通过社区情感营销提高门店经营效果，实现发展突破。

具体来看，就是以社区为营销场所，基于社区消费者的个人情感需求差异，有针对性地进行情感活动、服务、促销、宣传，以便引起社区用户的情感共鸣，实现药店营销的战略目标和品牌形象的打造。

同时，随着居民健康管理和保健意识的增强，药店要改变以往单纯销售药品的状况，通过变革以往名不副实的保健产品的营销模式，重建与消费者的信任关系，将营销重点从偏重疗效宣传逐步转移到能与消费者实现更紧密连接交互的情感营销层面。

另外，对那些受限于地理位置而导致药品采购成本较高、无法在激烈的药品零售市场中建立价格优势的中小药店来说，可以借助口碑营销传播等方式进行差异化的竞争，即深耕大药店或连锁药店缺位的细分长尾市场，打造出独特的药店形象和口碑，进而通过消费者的口碑营销、互动营销实现生存发展。

◆ 寻求上游合作，打破市场困境

我国政府根据 RX（处方药）和 OTC（非处方药）对药品销售进行分级管理。根据相关规定，在没有医生处方的情况下，普通药店不能销售 RX 药品；而对于安全范围广、副作用较少的 OTC 药品，不仅医院和药店可以售卖，超市、便利店、宾馆等大众零售终端在通过审批后也可以销售乙类 OTC 药品。

因此，如果传统医药零售企业一直困守于 OTC 市场，必然会在医院收紧处方流出和其他大众零售终端对 OTC 市场的不断争抢下，面临越来越大的经营困境。

针对 OTC 市场的困局，近两年一些医药零售企业已开始尝试与上游医院或医疗机构进行合作，通过合办医院第二药房的形式布局 RX 市场。例如，天士力大药房就与天津医大总院在医院内部合作开办了 RX 药店。这种连锁药店与医院合作开店的模式无疑是一种新的探索和创新，为医药零售企业打破 OTC 市场困境、改善整体经营状况提供了新的路径。

具体来看，合作药店中经营的药物品类选择由医院药剂科主导，将覆盖各类稀贵药物、靶向治疗的肿瘤药物、罕见病的用药以及药事会召开之前的临时用药。对传统零售店来说，由于合作药店是医院指定的院内药店，因此在销售额与利润率方面将有充分保障，而企业强大的资源配置与协调能力也能保证药品的及时配送；对医院来说，这种第二药房模式也有利于降低药占比和增加用药名单时造成的政策性风险。

◆ 推动厂家合作，进行生态布局

国家基药政策对医药产业的整体发展影响巨大。2013 年卫生部公布新版基药目录后，各地也根据具体的区域需求公布了增补目录。一方面，很多制药企业努力推动自身产品进入基药目录；另一方面，也有一部分基药目录中的低价药品因无法满足商家的利润诉求而消失。

为此，国家卫生计生委等八部门于 2014 年 4 月联合下发了《关于做好常用低价药品供应保障工作的意见》，允许制药厂、药店等生产经营者基于药物的生产成本和市场供需状况，在规定的范围内自行调整零售价格、获取合理利润，以保证低价药品生产供应的持续性。

对传统零售药店来说，要摆脱经营困境，就不能固守基药市场，而应通过更多基药目录以外的药品进行创收；那些没有进入基药目录的制药企业也十分乐意通过与终端药店的合作实现药品零售市场的开拓培育。

另外，一些实力雄厚的制药企业在大健康领域的生态布局，也为传统药店的突围转型提供了契机，如天士力集团推出的帝泊洱茶和丹参牙膏、康美药业上线的菊皇茶精品饮片、东阿阿胶的膏方工坊等。

◆ 阶段重点运营，体系标准管理

一些药店还通过打造阶段性重点运营模式和标准化管理体系来改善当前不断恶化的运营状况。具体来看，医药零售企业在不同成长阶段的发展目标和战略定位不同，其对实体门店的管控方向和重心也必然有所差异，因此需要结合具体的阶段性目标和战略，明确和优化药店运营模式的主线和内容，进而实现低成本、高成效的管控。

同时，在零售药店的连锁化运营中，企业还需要明确、精准地定位前台和后台的角色职责，以使各部门和岗位"各安其职、各尽其责"，避免相互扯皮的情况，提高整体工作效率。

在标准化运作与管理体系的打造上，零售药店需要从商品、人力、作业体系等多个方面着力。一方面，根据自身具体情况进行差异化、特色化经营，通过差异化策略打造竞争优势；同时将原先的"决策 + 执行"转为更简便和易于操作的"按标准执行"模式，以增强药店经营管理的稳定性。

另一方面，加强对门店员工的培训引导，提升员工的职责和服务意识，最大限度地避免药店员工偏重短期销售业绩而忽略客户服务、口碑塑造等长期效益的情况。

◆ 把握政策导向，尝试新型路径

"互联网 +"对社会各方面的渗透融合也带动了近些年网上药店的火爆，医药电商成为药品和健康保健产品的新型零售模式。不过一个值得深思的现象是，与其他零售电商迅猛发展的情形相比，医药零售电商领域的发展却不尽如人意：没有形成明确的业态格局，缺乏有影响力的行业龙头企业，消费者、知名医药企业、政府、资本市场等对这一模式也缺乏深度认同和接纳。

不过，"互联网 +"背景下，医药电商是传统零售药店转型突围无法绕开的环节；同时，近几年的探索尝试也为零售药店转型医药电商提供了更多选择。

（1）品牌电商模式

借鉴其他零售电商的成功经验和模式，通过巨额投入进行线上线下推广，以快速打造自身网站的品牌形象，增强影响力。品牌电商模式需要以雄厚的资金实力为基础，如此才能通过短时间内不计成本产出的高额营销投入快速建立行业地位，进而借助资本市场的力量实现自我的成长壮大。

（2）稳健发展模式

这一模式以销售和利润为核心，通过各种方式拓展药品营销渠道，并不在意品牌形象的塑造，而是"哪里有客户和市场就去哪里"。这要求传统零售药店从保守的"坐商"转变为极具探索精神、紧贴客户运转的"行商"。

（3）联合发展模式

即改变以往"单打独斗"的模式，基于自身的流量、资金或技术优势，寻找合适的互补类型伙伴，通过优势互补建立团队竞争优势，从而实现更好更快的联合发展。这种优势互补的联合发展模式体现了互联网的开放、协作、共享、共赢精神，具有高起点、高速度、低成本的特点。比如，京东商城和九州通医药集团合作运营的京东好药师，初期就受到了市场和消费者的高度关注和认可。

（4）特色发展模式

基于产品特色深耕垂直细分市场，打造小众垂直医药电商平台，以更专业的产品和服务提高用户的重复购买率，实现消费者口碑传播和互动营销。这一模式的特征是药店的一切工作都围绕特色产品进行，尽可能强化特色产品的优势，以便为特定目标人群提供极致的产品和服务体验。

移动互联时代下，"互联网＋"将是传统零售药店"脱困转型"的最佳路径。零售医药企业应该顺应发展大势，积极主动地迎接"互联网＋"新常态下的机遇和挑战，结合自身情况选择合适的发展模式，以实现成功转型和长久健康发展。

构建"互联网＋药店"解决方案

◆　"互联网＋医药"的 4 种模式

目前，"互联网＋医药"采用的模式主要有 4 种，如图 5-4 所示。

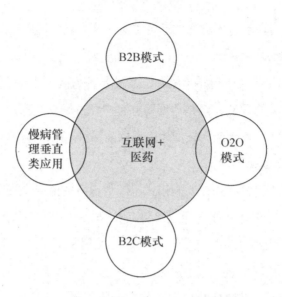

图 5-4 "互联网＋医药"的 4 种模式

（1）B2B 模式

B2B 模式指的是借助于互联网平台为医药企业和药品零售商打通购销渠道的一种模式，目前，这种模式的应用类型主要有 3 种。

★ 企业为了方便自己与下游用户的沟通、交易而自发地建立交易平台，典型企业有九州通、珍诚等。

★ 某企业有构建互联网交易第三平台的能力并取得了相关资质，在医药企业、零售机构、医疗门诊之间构建一个用于交易的平台，这种类型的典型有医药网、快易捷等。

★ 某些企业没有取得建立第三平台的资质，只能为医药企业、零售机构、医疗门诊等主体提供一些信息服务，由此而建立信息服务平台，这种类型是较为常见的。

（2）O2O 模式

目前，我国医药 O2O 模式的运作是在互联网的高补贴冲流量的支持下进行的，但是由于药店数量大、布点较分散，用户买药很方便。在这样的形势下一旦医药 O2O 模式失去流量补贴的支持，就会难以为继。但是随着线下药品零售渠道的整合、国家相关政策的完善、零售药店和医疗结构的合作，尽管 O2O 模式的发展现状不容乐观，但在未来是有非常大的发展潜力的。

（3）B2C 模式

从目前的发展形势来看，在今后很长的一段时间里，B2C 模式都将占据医药电商的主流。目前，B2C 模式发展的最大问题就是，一方面它没有线下药店的便捷性，另一方面它不具备 O2O 模式的体验性，并且在经营的医药种类方面有很大的局限性。而且，B2C 模式经营的产品种类多为保健品、家用医疗器械和 OTC 的相关药品。

由于国家相关规定的出台，B2C 模式虽然具有价格优势和某些服务能力，但仍面临着被叫停的命运。不过，随着国家相关的监管政策更加完善，未来其仍然可能具有不错的发展前景。

（4）慢病管理垂直类应用

在互联网医药体系中，慢病管理垂直类应用也是一份子，且相较于上述 3 种应用来说，该应用较为成熟。随着人们生活水平的提高，慢病的发生率也越来越高，慢病管理的市场空间越来越大，无论是药店还是医疗机构，都有机会分配到不同的角色，来实现共同发展。

在慢病管理方面，医疗机构可以担任治疗者，药店可以凭借其网点数量多、覆盖范围广、便捷性高的优势担任教育者。通过这样的角色分配，不仅能够降低医疗机构的接诊压力，还能产生很好的社会效益。目前，关于这方面的垂直应用在市场上有很多类型，就高血压、糖尿病等慢病来说，市场已经对其相关元素做出了很好的整合，将专家、医生、药店、消费者串联在了一起。如果药店能借助此整合机会让其为自己的经营服务，就有机会破土而出，实现新生。

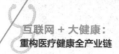

◆ 整合互联网资源，突破困境

从宏观上来看，区域差异对药店的影响很大，但是在互联网应用方面，药店资源都是大体相同的。因此，通过整合互联网资源，有可能帮助药店突破现有困境，如图5-5所示。

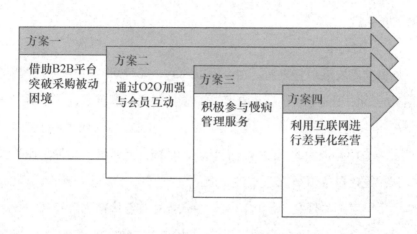

图5-5 "互联网+药店"的解决方案

（1）借助B2B平台突破采购被动困境

大型连锁药店有专人上门服务来解决药品种类单一问题，能够为药店提供多种药品种类和品牌供其选择，但是这种服务不是所有的药店都能享受到的，基本上属于连锁药店的专享。在这样的情况下，普通药店在采购方面就非常被动。而在互联网模式下，借助于B2B平台，药店的经营者能够对药品信息有更多的了解，甚至在大数据的帮助下，还能对药品的受欢迎程度进行分析，将被动地接受变为主动地选择。

在主动采购的过程中采购人员需要注意一点：B2B平台是帮助我们解决采购问题的，不要过分地关注那些优惠活动，而要通过药品采购为药店赢得差异化优势。同时，借助于B2B平台，药店还可以和供应商建立供应关系，这样就能大大地扩展商品种类，提升顾客的满意度。

（2）通过O2O加强与会员互动

药品经营和其他的商品经营一样，要想获利就要有价格优势和客流量。

对于实体药店来说，为了保证客流量，可以双管齐下：其一为让新用户满意，其二为让现有会员满足。这就涉及了会员经营。

一般来说，新用户在某药店购买产品之后就可以成为该药店的会员，加入会员之后，药店会通过手机或者电脑做一些产品推送，通过价格方面的优惠来增加与会员的互动，进而将会员吸引到店中来进行消费。在消费的过程中，通过周到的服务来增强新用户的信任度。对于老会员来说，药店可以进一步扩展其需求，以增加购买的药品种类，增加到店次数。

（3）积极参与慢病管理服务

增强服务的专业度，提供差异化的服务，并不是只有推销药品这一条路，还可以引导药店人员积极参与到慢病管理服务中来。目前，慢性病患病人数大量增加，这些慢病患者拿药的一个重要途径就是药店。药店要充分利用自己的这一优势，积极地为顾客开展健康教育服务，来增强顾客的忠诚度。

目前，在高压的工作状态下，很多药店的工作人员都意识不到这个问题的重要性，觉得健康教育不仅浪费时间，还不能产生绩效，因此非常抵触。为了改变药店员工的这种心理，引导其积极参与到慢病管理中去，要将提供慢病管理服务的重要性讲清楚，并改变绩效考核方法，以提高店员的积极性。

（4）利用互联网进行差异化经营

在"互联网 + 药店"的各种应用中，药店是其线下的核心，不需要进行大范围的布局，但是要紧抓先入优势。在互联网环境下，先进入的药店在特色经营方面占据很大优势，可以凭借这一优势实行差异化经营，以增加客流量。

★ 对周围社区的用户组成进行分析，对其消费习惯进行研究，然后对药店进行特色定位，打造一些特色药店。比如，针对心脑血管疾病打造一个服务于该疾病治疗的药品、保健品、保健器械等的专属药店，即打造一个这方面的垂直店。此外，还可以增加一些中医理疗、推拿等服务，并借助于第三方平台进行品牌营销。

★ 借助于慢病管理 APP 为药店会员提供一些日常化的服务，以做好会员经营。人群不同，所推荐使用的应用也可以不同，只要能够在后台进行统一的管理即可。

★ 药店可以设置一个专属的交流区来为会员提供各种健康咨询服务，交流区的讲解员可以是药店中专业成绩比较好的专业药师、保健师等，也可以聘请一些社会专业医师定期开展讲座。

药店 O2O：打通"最后一公里"

目前，医药 O2O 的需求非常旺盛。相关调查显示，城市白领的购药频率很高，基本上为 25 天一次。在"互联网＋"火爆的当下，药店 O2O 模式该如何借助于当前的机遇，打通"最后一公里"呢？

◆ 实体药店迎来转型新契机

2015 年 9 月 29 日，国务院办公厅首次发文支持医药 O2O 模式，其标志就是《关于推进线上线下互动加快商贸流通创新发展转型升级的意见》的颁布，这对于实体药店的 O2O 转型来说是一个契机。

随着以移动互联网为代表的新一代信息技术的出现和发展，新型的商业模式不断出现，如今，最有活力的一种模式就是线上和线下的互动。在这样的形势下，大力发展线上与线下的互动，对于实体店转型、商业模式创新来说都是一个巨大的推动力，对于大众创业、万众创新来说也是一个重要的催化剂。

国家支持 O2O 发展的政策层出不穷，从侧面反映出了在互联网时代经济模式的相互交融。经济变革难免会使得部分传统行业没落消失，但是大浪淘沙，适者生存，只要紧跟时代发展步伐，是会借助于变革获得突破性发展的。

◆ 药店连锁自主 O2O 模式

近年来，借助于互联网平台发展的连锁药店非常多，如海王星辰、药房网、金象网等，这些药店在互联网经营方面都取得了不错的成绩。它们以自建的线下实体店铺为基础，汇集了诸多店铺发展优势。

进货渠道方面的优势。相较于其他的产品来说，药品在进货方面必须进行严格把控，以防止出现质量问题，引发灾难性的后果。连锁药店在进货方面就有这种把控优势，能够严格地把控其进货渠道，保证药品的质量安全。

物流配送方面的优势。对消费者来说，网购最担心的问题就是下单之后迟迟收不到货物。而连锁药店凭借其店铺分散点多且范围广的优势，能很好地解决这一问题。顾客在线上下单之后，药店能根据收货地址来调配附近的药店及时地进行药品配送，消除消费者对于物流的担忧。

结算方面的优势。消费者在很多大型连锁药店消费都可以刷医保卡，该措施的实施为实体药店带来了很多手持医保卡的顾客。虽然，目前线上消费还不能刷医保卡，但是不排除未来实现线上用医保卡结算的可能。相较于小药店来说，大型连锁药店在实现这种可能方面更有优势。

购买途径方面的优势。消费者是没有办法在线上购买处方药的。但是，在连锁药店的平台上，这个问题能得到很好的解决。以药房网为例，用户拿到处方单之后，搜寻药房网中离自己最近的一家线下药店，拿着处方单去拿药即可。

用户信任方面的优势。对于药店的经营来说，顾客的信任是非常重要的。顾客为了自己的安全着想，会谨慎地选择、谨慎地下单。大型连锁药店在顾客信任度方面有很多的优势，因为很多大型连锁药店都经过了多年的线下经营，已经有了自己的品牌优势，客户的信任度会很高，这是单纯的电商平台很难具备的优势。

尽管连锁药店在 O2O 转型方面有上述诸多优势，但是目前连锁药店在 O2O 模式的实现方面并没有取得意想中的效果。对其进行综合分析，连锁药店在 O2O 转型的过程中必须解决以下问题才有可能成功。

★ 问题一：虽然目前很多连锁药店都构建了自己的线上平台，但是这些平台与实体店铺在移动端的结合并没有做好，很多顾客对该平台下属的店铺位置都不甚清楚，降低了消费欲望，减少了消费行为。

★ 问题二：很多连锁药店 O2O 平台的服务范围都很局限，只为自己服务，不对其他的兄弟药店开放，使得其辐射范围受到影响，物流配送优势也得不到很好的发挥，同时还为自己带来了更多的竞争者，得不偿失。

★ 问题三：在过去，连锁药店在构建 PC 商城的时候从百度那里获得了不少支持。但是，在移动互联网时代，移动端的布局问题成为连锁药店 O2O 转型的致命问题。

◆ 综合型 O2O 平台

综合型 O2O 平台与连锁药店 O2O 平台二者之间最大的区别是：连锁药店搭建 O2O 平台的目的是为自己服务，而综合型 O2O 平台搭建的目的是为所有的连锁药店服务。

（1）自建物流平台

自建物流平台是与线下连锁药店合作以组建专业的物流配送团队的一种模式，该模式属于重资产服务模式的一种，以快方送药、送药 360 为代表，有明显的优劣势之分。

★ 优势：在自建物流平台模式下，组建的是自己的物流团队，人员也隶属于自己，容易实现规范化管理，服务质量也能得以有效提升，从而增加客户的满意度；自建物流平台配送能为药店节省很多配送成本，能争取到更好的药店达成合作关系。

★ **劣势：高人力成本。** 物流平台建设的前期需要会集大量的配送人员，有员工就要有支出；需负有一定的法律责任，并承担其风险，药品这种产品与其他的产品不同，一旦出现质量问题就是人命关天的大事；在这种配送模式下，该自建物流平台没有仓储中心，都是客户下单之后，快递人员再到药店取货，如果某药店的某药品断货，也没有办法及时在 O2O 平台上显示出来，客户不能获取药品的库存信息，就很可能出现下单之后不能及时收到货物的情况。

（2）依托连锁店建设物流平台

依托连锁店构建的物流平台，其服务模式就是客户在线上下单，然后再经由线下连锁店配送，这种模式属于轻资产模式，以药给力、搜药送、药直达为代表。这种模式也有自己的优劣势。

★ **优势：** 该模式不需要耗费大量的资金组建物流配送队伍，成本会相对较低；该模式在壮大规模方面有很大的优势，能以最小的时间成本与最多的线下药店建立合作关系，扩大规模；这些轻资产模式的连锁物流平台在流量入口方面有很大的优势。

★ **劣势：** 由于依托连锁店构建的物流平台没有组建自己专属的物流队伍，因此在物流人员的管理方面就存在一定的缺陷，物流人员服务水平不一，导致客户体验下降。

（3）全产业链 O2O 模式

全产业链 O2O 模式指的是将企业、药店和消费者进行全方位连接的一种 O2O 模式，该模式以叮当送药为代表，在独具优势的同时也存在一定的缺陷。

★ 优势：价格优势。一般来说，药品的流通环节应该是药品生产商—经销商（医院、药店等）—顾客，在价格方面没有什么优势。而这种全产业链的 O2O 模式是同药品生产商达成合作的。以叮当送药为例，该平台与某药品生产商达成合作，争取到了一个较低的价格，利用价格优势自然就能吸引更多的消费者前来购买了；品牌效应、口碑优势。消费者购买药品最不放心的就是安全问题，全产业链 O2O 模式能很好地解决这一问题。以叮当送药为例，叮当送药为了打造自己的品牌优势，和全国 200 多家知名的药品生产企业合作，打造了"FSC 药企联盟健康服务工程"，为其赢得了很好的口碑，提升了消费者的信任度。

★ 劣势：该模式在商家合作方面有一定的局限性，如叮当送药，与其合作的线下店铺就数目较少，不利于其拓展规模；该模式在拓展配送范围方面使用的方法存在缺陷，以叮当送药为例，它是靠布局线下店铺来拓展配送范围的，这种方法不仅见效慢，成本还高。

（4）医药大众点评

说到医药大众点评，就不能不提掌上药店了。这是一个医药类的大众点评平台，该平台利用消费者获知病情、病症、发病原因、药品信息、治疗方法等信息的需求，为问询者解答问题，提供指导，从而积累了一些用户。但是该平台上的问询者比较多，达成购买交易的情况比较少，经营效果尚可。

◆ 药店 O2O 模式的机会与风险

从当前药店 O2O 模式的发展实际来看，在未来有一定的发展机会，也有一定的风险。

（1）机会

目前，对于药店"互联网 +"模式来说，阻碍其发展的最大问题无非有两个，其一是用户接受度较低，其二是配送不及时。当然其他的问题也有，只是相对来说表现得不是十分明显。而 O2O 模式的出现给这两个问题提出了一个很好的解决思路，传统药店完全有机会借助这一模式实现转型发展。

（2）风险

O2O 平台的竞争者很多，有很大的竞争压力。面对 O2O 模式的发展机遇，不仅垂直电商开始朝着 O2O 模式转型，传统的线下店铺也在努力地跻身其中。以七乐康为代表的垂直电商，目前正在致力于打造线下体验店，以期实现线上和线下的联合。

【案例】叮当快药："智慧药房"战略

"叮当快药" APP，如图 5-6 所示，是仁和集团旗下的全资子公司叮当快药科技有限公司推出的一款移动端轻问诊产品，其提供的主要服务是帮助线下药店展示药品、保健品、医疗设备等数万种医药用品的详细信息，并提供服务范围内 28 分钟免费送药上门服务。

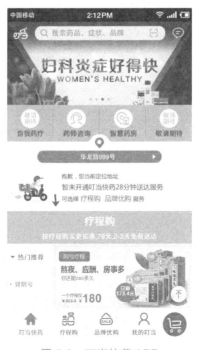

图 5-6 叮当快药 APP

叮当快药上线于 2015 年 2 月，最初其名字为"叮当送药"，同年 3 月更名为"叮当快药"，上线仅用 8 个月的时间业务范围就扩展至国内的 26 座城市，拥有合作药店达到 600 家以上。

◆ 紧密联系线下合作药店

面对着互联网的强烈冲击，包括线下药店在内的诸多的传统商业都在积极转型。叮当快药拥有在医药领域深耕多年的仁和集团提供资金、技术、经验等方面的支持，这种发展模式和跨界而来的阿里、京东等互联网企业存在着本质上的差异。借助叮当快药搭建的线上平台，位于不同区域的线下药店将资源整合起来抱团取暖，从而释放出了巨大的能量。

借助以下 5 种方式，叮当快药与线下药店实现了密切合作，从而为双方共同挖掘互联网医疗产业的海量潜在价值打下了坚实的基础。

第一，借助于服务范围内急需药品 28 分钟免费送货上门服务，叮当快药极大地拓展了线下药店的辐射范围。在竞争日益激烈的线下药店市场，通常情况下，一家药店能够辐射的范围仅为方圆 500 米，而且随着众多互联网医疗企业开展 O2O 布局，这一数字仍在不断减小。叮当快药的出现，将与之合作的药店辐射范围扩大至方圆五公里，有效提升了线下药店的盈利能力。

第二，在一定区域内，为了避免合作药店之间形成较为严重的同质竞争，叮当快药只会和一家线下药店进行合作。

第三，国内部分线下药店存在管理不规范、信息化建设相对落后等方面问题，而叮当快药会借助互联网技术帮助这些线下药店，对药品采购、存储、交易等过程进行优化改进。

第四，叮当快药利用大数据技术，对合作药店的运营管理进行有效指导。在与叮当快药合作以前，许多线下药店仅了解自己的药店的运营及管理数据，而如今借助叮当快药搜集的海量数据，这些药店可以了解到其辐射范围内的目标用户及竞争对手的相关数据，从而在药品品类、营销策略等方面进行相应调整。

第五，与合作药店共享所有资源。叮当快药与以饿了么、美团外卖、百度外卖为代表的诸多组织进行了深入合作，而且这些资源全部免费提供给与自己合作的线下药店。

◆ 提高药店产品附加值

对于线下药店来说，想要吸引更多的消费者，除了要与线上平台进行合作，扩大辐射范围外，还需要进一步提升药店产品附加值，通过更为优质的产品及服务沉淀海量的忠实用户。

从市场的发展趋势来看，未来对药品销售依赖性过高的线下药店会面临严重的生存危机。要想在激烈的市场竞争中生存下来，线下药店必须充分适应互联网时代的发展潮流，即通过为消费者提供溢价能力更强的高端增值服务，来获取更高的回报。

事实上，与发力线上市场的互联网医疗企业相比，在某一区域内深耕多年的线下药店具备着独特优势。在配送服务方面，如果经过合理规划，线下药店完全可以为目标用户提供 7×24 小时的药品配送服务。未来，线上平台与线下药店结合的医药 O2O 模式将会成为主流发展趋势，目前以春雨医生为代表的互联网医疗健康平台也纷纷开始布局线下市场。

当然，线下药店的优势绝不仅体现在配送服务方面，一对一信息咨询、体验服务、售后服务等都是线下药店能够吸引用户的关键所在。通过在店内设置专业健康咨询及管理人员，线下药店可以与其所在社区的用户建立较强的信任关系，甚至能够为用户与医生搭建沟通渠道，让用户享受到个性化及差异化的家庭基础医疗健康服务。

◆ 五大维度揭秘"智慧药房"战略

（1）在健康管理方面

叮当快药实施的"智慧药房"战略，如图 5-7 所示，能在搜集海量数据的基础上，为用户建立个人健康电子档案，并为其提供个性化医疗健康服务解决方案。叮当快药依托专业药师与用户进行实时互动，能够及时掌握动态变化的用户需求，与药店携手为用户提供系统而又全面的医疗服务，最终打造出辐射全国的智慧健康社区。

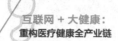

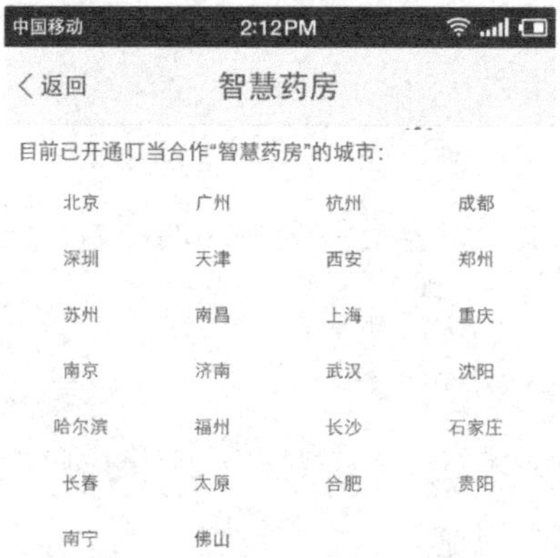

图 5-7　叮当快药"智慧药房"的分布

（2）在智能服务方面

叮当快药建立的智慧药房不仅能为用户提供基础的健康服务，还将借助叮当快药线上的资源，使用户享受到更为便捷、更为智能化的专业服务。

（3）在医药方面

叮当快药智慧药房将借助大数据、云计算技术掌握用户的消费习惯，从而对药品品类进行调整，以便让用户都能购买到自己需求的药品。与此同时，叮当智慧药房还将依托仁和集团与国内 260 家药企共同打造的"FSC 药企联盟健康服务工程"，控制工厂端药品生产质量，并通过减少中间流通环节让利消费者。

"FSC 药企联盟健康服务工程"项目的启动，对叮当快药具有十分重要的意义，一方面它从生产端帮助叮当快药为用户降低用药成本，从而使其能够获取更多消费者的认可及尊重；另一方面这使得叮当快药可以建立一个同行业竞争对手无法复制的闭环生态。

（4）在社区健康方面

智慧药房将会为社区居民提供药品及健康管理服务，使用户在自己家门附近，就能享受到优质的医疗健康服务。此外，随着医疗政策的调整及智慧药房的建设的不断完善，未来叮当快药将会上线更多的高端医疗增值服务，这将在一定程度上有效缓解国内医疗资源短缺问题。

（5）在药品购买及配送服务方面

与叮当快药线上平台直接打通的智慧药房能让用户利用智能手机随时
了解药品信息，并通过线下下单或者电话订购的方式进行购买。处于服务
范围内的用户，还将享受到智慧药房提供的 28 分钟内免费送货上门服务。

【案例】问药 APP：与社会药店精准连接

虽然互联网医疗监管政策的调整，使相关从业者颇感无奈，但这些想
要颠覆传统医疗行业的时代弄潮儿的信心却从未有丝毫减少。在诸多的轻
问诊 APP 产品中，"问药" APP，如图 5-8 所示，以独特的服务模式在短
时间内积累了强大的品牌影响力。问药没有选择同类产品普遍采用的与医
生群体进行合作的方式，而是充分整合线下药店资源，意欲通过药师群体
的专业能力充分释放轻问诊模式的巨大潜在价值。

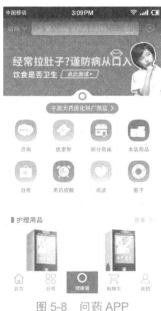

图 5-8　问药 APP

2014 年 7 月，问药 APP 正式登录移动终端，经过 2 年多的运营发展，目前已经与国内数万家社会药店签署合作协议。

◆ 定位：提供专业用药跟踪服务的轻应用产品

继轻问诊 APP "春雨医生" 实现快速崛起后，市场中迅速涌现出了大量同质化的 APP 应用产品，但这些产品却忽略了一个饱受患者群体诟病的痛点：患者前往医疗机构接受治疗再到服用药物的过程中，用药跟踪服务缺失为患者带来了极大的困扰。

人们在医院拿到药品后，除了特殊的疾病需要进行复诊外，医院为我们提供的医疗服务基本宣告终止。患者回到家中只能查看药品说明书来服用药物，一些特殊药物的注意事项、服药禁忌、精确服药时间等关键信息，显然不是一张充斥着专业术语的药品说明书能够解释的问题。

所以，人们迫切需要有一款能够提供专业用药跟踪服务的轻应用产品来解决用药难题。发现这一市场痛点的苏州全维科技，凭借着致力于为用户提供全程用药指导及提高用药安全的理念，在激烈竞争的移动医疗应用市场中异军突起。

◆ 法宝：对接广大药店与专业药师

问药 APP 包含用户版与商户版两个版本，分别对应广大普通用户及社会药店。截至 2016 年 8 月，问药 APP 已经迭代至 4.0 版本。通过问药 APP，广大患者与药师之间建立起了无缝对接的交流渠道。得益于问药 APP 在吸引专业药师群体方面投入的巨大资源，仅两年的时间，问药 APP 就积累了上千万名用户。

和处于体制内的医生群体所不同的是，药师群体相对更为灵活。近年来，药师群体的规模也在迅速增长，2015 年我国执业药师资格考试以 25.16% 的通过率刷新了历史纪录，全国获得执业药师资格的人数已经增长至 65 万人，注册执业药师总人数达到了 257633 人，其中药店注册执业药师人数为 218497 人。由此可见，药师群体主要集中于问药 APP 的战略合作伙伴—社会药店中。

当患者通过手机下载对应版本的问药 APP 后，即可点击用户界面上的"咨询"功能，来反馈自己服药过程中的所有疑问，所有同一区域内的药店中的药师们都可以给予用户专业性的解答。需要注意的是，问药 APP 的核心业务是帮助用户和药店及药师实现无缝对接，药品交易服务目前不在问药的业务范围内。

事实上，虽然药品是一种刚性需求，但仍需要提供配套的专业服务才能让用户为之买单。当问药平台中的药师们帮助患者解决了用药疑问后，基于二者建立的信任关系，自然会产生交易行为。

◆ 全程管理考验在"云端"

帮助患者解决用药问题或药店为用户提供药品后，还必须解决患者的用药管理问题。

以一位为刚上幼儿园的孩子购买感冒药的年轻妈妈为例，当其在问药的签约药店购药后，问药会将此次购药的相关信息（服用对象、药品剂量、购药时间等）存储在用户移动终端的问药 APP 中，并及时推送相关的用药禁忌、服药时间等。

而当这位妈妈下次帮家里的老人购买其他药品，比如降压药时，除了记录相关信息并推送用药专业指导外，系统还将根据购药剂量及时提醒用户再次购买。

随着用户数据的不断积累，问药 APP 相当于为用户建立起了一个家庭健康管理档案，使用户甚至其整个家庭都能享受到专业的用药实时跟踪服务。要实现这一目标，问药 APP 需要解决 3 个方面的问题。

首先，随着用户数据的不断积累，必然会对企业的数据库管理能力提出巨大的挑战。

其次，药师群体的人数不能满足日益增长的用户群体数量时，问药 APP 自身必须具备一定的自动化专业解答能力，否则需求得不到满足的用户将会大规模流失。

最后，在千万级甚至亿级用户基数下，问药 APP 必须建立起云服务平台来提供更为高效精准的优质服务。

对于这 3 个方面的问题，问药 APP 运营方苏州全维科技已经做了十分充分的准备，如组建专业人才团队，丰富后台医药数据库；研发智能应答机器人帮助用户解答一些简单的医药问题；在进一步培养内部人才的同时，还积极通过各种人才招聘平台招募各类专业人才。

用户活跃度是衡量一款应用产品潜在价值的关键指标。实践中，要想提升用户黏性，除了对 APP 产品的功能及流畅度进行优化外，进一步提升药师回答问题的积极性也能产生不错的效果。

在运营方苏州全维科技看来，问药 APP 获取价值的前提是建立在为广大用户及药师创造价值的基础之上，问药 APP 不会为药师群体带来任何负担，而是帮助其更好地为用户服务，如图 5-9 所示。问药 APP 在帮助药师群体利用自己的碎片化时间学习专业知识的同时，还为药师们提供了一种为用户提供高端增值服务的有效途径。

苏州全维科技不会要求药师像保险推销员一样，向每个用户积极推荐问药 APP，而是通过在收银台张贴二维码，为用户推送用户提醒（如根据用户留下的手机号码，以短信的形式发送用药指南并附带 APP 下载地址）等方式，让用户在拥有充分自主选择权的基础上安装下载。

对广大药店而言，问药 APP 的出现无疑为其实现在互联网时代的转型升级，提供了一种行之有效的解决方案。作为一种稀缺资源的药师群体，其价值存在着较大的挖掘空间，现有的药店运营模式只能将药师们限制在线下药店中，每天接触少量的患者。而问药 APP 借助移动互联网，使药师们可以在线上接触到海量的用户群体，在让他们用自己的专业知识、技能、经验帮助更多患者的同时，更为药店探索更多的高端增值服务提供了巨大的想象空间。

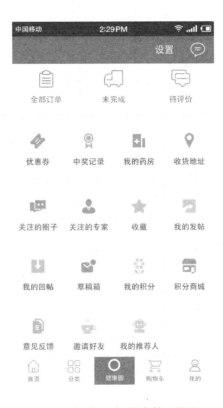

图 5-9   问药 APP 用户管理界面

第 6 章

"互联网 + 健康保险"：模式运营与创新

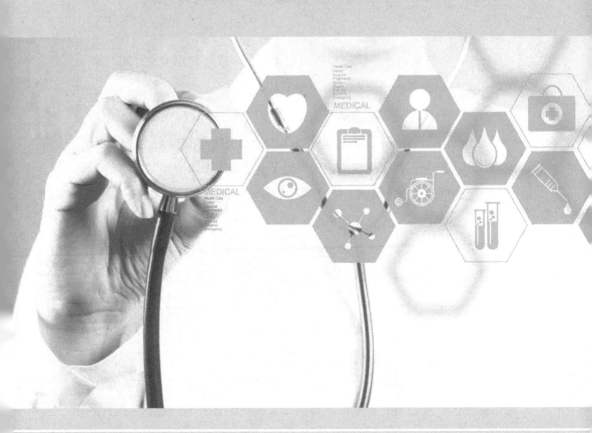

| "互联网＋健康保险" 崛起的因素 |

作为一种朝阳产业，保险行业经历了相当一段时间的快速发展。如今，随着科学技术的不断发展进步，消费者的消费行为发生了巨大的改变，这些都在某种程度上对保险业进行着重塑。互联网的发展，对保险公司而言无疑是一把双刃剑，既是巨大的挑战，也是前所未有的机遇。自改革开放以来，取得了令人瞩目成就的我国保险业也走到了转型的十字路口上，亟须转变思维观念、调整发展战略，在新的发展格局下抢占有利席位。

◆ 互联网的发展带来重塑市场之机

进入移动互联网时代以来，信息技术一直以飞快的速度发展着，而经济形势与社会环境也是日新月异，随之而来的是消费者的消费行为也发生了巨大的改变。这样一来，互联网保险便有了乘风破浪之势。在如此形势下，保险公司唯有及时地跟进市场动态、响应消费者行为的变化，并在此基础上应用先进的科学技术，才有可能在重塑市场格局的过程中抢得先机。

互联网从兴起到深入大众生活仅仅用了十几年的时间，而移动智能终端设备更是只在短短的几年里就得到了大规模的普及与应用。在以往的发展中，保险行业与消费者之间一直没有足够的互动行为，当前必须紧抓时代机遇，与消费者建立起一种比较密切的联系，以防沦落为单纯的产品供应商，不得不将自身产品制造出的利润让渡给移动互联分销商。然而，要做到这一点并非易事。

◆ 社交平台对用户的影响不容忽视

根据全球性管理咨询公司 BCG 的调研显示，在保险领域中，越来越多的用户选择了从网络上了解或推荐保险公司或产品。在其调查范围内，有26% 的被调查者在社交平台上对所信赖的保险公司进行了推荐，21% 的被调查者通过家人或朋友在社交平台上的推荐决定了购买意向。

在移动互联网高度融入大众生活的今天，消费者对社交平台有了更进一步的依赖与信任。之后会有更多的人加入进来，并在此对保险产品进行讨论、对比与筛选，甚至是直接购买。如果保险公司能够有针对性地制定出良好的社交策略，必定可以将品牌推广出去并形成一定的品牌效应。

◆ 云计算极大降低企业计算成本

云计算的出现为企业节省了大量的计算成本，IT 运营成本也由此得到了大幅度的降低，而企业便可以在创新方面投入更多的资金。如今，云技术已经得到了较为广泛的应用，其中就不乏一些保险公司。

从某种意义上来讲，云技术的应用对于中小规模的保险企业是非常有利的。因为，这些企业可以用尽可能少的成本来购买计算和服务能力，从而获得高质量，且能够与大公司比肩的 IT 服务与能力。

◆ 物联网等技术驱动行业发展

随着科技手段的不断发展，许多保险公司都将相关的先进技术应用到了自己的产品与服务之中，从而使得诸多险种发生了改变。比如说，西方的欧洲国家尤其是意大利和英国，对于传感器的应用已经比较成熟，这一设备能够监控驾驶人，并对其驾驶习惯进行反馈，保险公司就可以通过这一反馈来确定其具体的保费金额。

目前，智能穿戴设备已在全球范围内得到应用，保险公司可以将之应用到寿险与健康险等产品中，被保险人通过佩戴这类设备可以及时地了解到自身的生理数据与健康状况，及早地做出防范健康风险的措施。如此一来，保险公司的理赔率就会得到一定程度的降低。由此可见，物联网技术在此领域能够发挥出的作用是极大的。

在如今的物联网领域中，互联网企业早已选中了智能家居作为切入点。如互联网巨头谷歌，在 2014 年时就耗资 32 亿美元收购了智能家居设备制造商 Nest。正因为互联网企业在物联网领域稳准狠的出手布局，使其拥有了非常大的竞争优势，也使得保险公司在这一领域之中只能扮演参与者的角色。这对于保险公司来说，无疑是一个巨大的挑战。

伴随着新技术的发展，消费者的消费行为也悄然发生了变化。于是，在线方式日渐成为消费者购买保险产品的重要渠道。

一般来说，消费者在购买保险时会经过 5 个步骤：第一，产生购买意向；第二，对保险产品做初步的研究；第三，了解产品报价；第四，根据自身情况有针对性地选择合适的产品；第五，正式购买。从中可以看出，消费者从最初萌发购买意向到最终确定购买，并不是通过单一渠道完成的。BCG 在全球挑选了 12 个市场进行调研，结果显示根本未采取线上渠道购买保险产品的受访者仅仅只有 8%，而其余选择了在线购买的受访者中，绝大多数都使用了两个及两个以上的线上渠道。

当前，全球的保险从业者都在积极地考虑怎样抓住机遇、应对挑战，如如何实现保险销售的数字化与在线化，如何转变代理人思维并使之努力实现数字化渠道最大限度的应用，等等。这是新时代保险公司所要面临的主要困难之一。

传统保险模式的创新与颠覆

实际上，保险公司早就已经有意识地对既有的业务模式进行改善了，经过多年的努力，其传统模式正在逐步地向互联网模式过渡。

首先，数字化方式已经全方位地深入到了消费者的日常生活之中，消费者对其也逐渐有了高度的依赖。保险公司纷纷将用户体验放到了重要的战略位置上，并思考如何建立起最有效果的数字化体验模式。

根据相关调查显示，国内的消费者对保险公司有着 3 个方面的希冀：第一方面是希望产品服务能够体现出个性化；第二方面是希望公司对客户的隐私予以保护；第三方面是希望拥有更为简单便捷的用户界面。如果相关企业能够在此基础上进行适当的改进，必定能够提升用户体验，进而赢得更多消费者的青睐。

在此方面，澳大利亚企业 youi 就做得比较好。它利用互联网与客户之间及时的沟通与联系，随时把握客户的反馈意见，并将实时评价进行了公开，使得客户满意度一再提升。其网站上有专门的区域对客户评价进行实时刷新，即便是消费者在浏览网站的其他网页，最新的评价也会出现在不妨碍其浏览行为的最下方。此外，客户还可以按照流行的关键词对评价进行过滤。就目前而言，该公司的用户满意度已经达到了 85%。

美国公司 Oscar 在此方面也不遑多让，其业务范围在纽约州，方式则是线上销售。公司的理念就是"以客户为中心"，消费者在其平台上购买保险产品或是进行理赔都不需要太复杂的流程，甚至最多只需点击 5 次就可以完成。

比如说，消费者要购买保险产品，平台就会根据其自身情况来对预定义参数进行调整，操作的每一步都会显示出即时的价格信息；消费者若想要预约医生就诊，平台则会将医生的出诊信息、前往路线等各项所需服务结合显示。因为这些贴心的服务与简单便捷的操作功能，Oscar 在短时间内就聚集了大量的客户，成了成功的典范。

其次，越来越先进的技术被应用到了公司的运营之中，这样一来其运营成本就得到了降低，效率则获得了提升。在国外的保险行业中，许多企业都凭借先进技术的应用大幅度地降低了运营成本。如在车险方面，运用了信息技术之后，综合的赔付率降低了 16% ~ 22%。

最后，在大数据的重要性不断得到凸显的今天，保险行业也开始对数据价值进行积极的挖掘。

在传统的经营模式中，保险公司也积累了大量的数据，但是却因种种原因造成了诸多关键信息数据缺失或是信息有误的情况。保险公司要想最大限度地利用起数据价值，就必须将这些缺乏或错误的信息填补、纠正过来。其实，如果能够通过分享信息来获取切实利益的话，那么大多数的消费者都会有这种意向。一般来说，消费者更能接受用信息分享来换取减价或是更便捷的理赔流程。

国内著名的保险公司平安健康保险公司在南非的合作伙伴 Discovery，就是数据获取方面的佼佼者。其推行的健康促进计划 Vitality，也就是"健行天下"，目的就在于建立起一个科学体系，用来进行健康管理与激励，从而获取消费者的真实信息数据，并通过这些数据来鼓励消费者关注自身的健康状况，干预、改变其不利于健康的行为。

除了上述改良方式之外，也出现了许多颠覆性的业务模式。

现在已经有许多观念较为超前的公司提供长尾产品与服务，并以此为中心建立了新的参与方式。比如说英国的 Bought By Many，它就是利用社交媒体吸引到一类有相同需求的用户并形成一个社群，然后对他们进行统一的产品推荐与介绍，无论是条款还是价格都是统一协商，而这些用户便可以根据自身的需求来进行选择与购买。这种基于社交平台的方式既能够为客户节省开销，又能够为公司降低客户流失率。

目前，在健康保险领域有一种较为前沿的模式，它根据细分的需求聚集起同类的客户，并将他们组成一个小组，小组内的成员共担风险、共享收益。他们会共享一个资金池，如果需要理赔就从中提取，用完之后公司再介入赔付，若是年底有结余则返还给客户。

这样的模式能够在一定程度上降低获得用户的成本，而且还有着较好的激励机制，组内成员会自行选择低风险的用户、剔除高风险的用户，这样便使得公司的整体风险有所降低。

此外，还有一种极具颠覆性的创新，那就是构建生态系统。具体有两种方式，一种是自己构建，另一种是与他人合作，前者如中国平安集团，后者如德国安联集团。

生态构建与数字化转型

◆ 整合与构建生态系统

BCG 与摩根士丹利曾针对新时代的保险行业联合推出了一个报告，对有可能影响到此行业的 14 个关键趋势进行了列举和分类。

其中，有两个趋势兼具了较高的影响力与不确定性，分别是其他行业者进军保险业与将保险纳入更广泛的生态系统之中。这二者存在的不确定性非常大，因为我们无从判断新的生态系统对相关企业究竟有多大的影响、有什么样的影响，也无法判定其他行业者会介入到哪一环节或是会引入什么样的新产品与服务。

然而，在此方面已然有了先行者，德国安联集团、中国平安集团都在以各自的参与方式做出探索。

【案例一】德国安联集团

成立于1890年的德国安联集团已经有一百多年的历史，是欧洲最大的保险公司。进入新时代以来，安联集团就表现出了对数字化的高度重视，一直致力于将数字化应用到其业务流程之中，以数字化的产品与服务给客户提供了独特的体验。

集团在数字化能力方面进行了全方位的建设，采取了各种措施来提升用户体验。如开发了使用便捷的移动客户端、引入了社交平台等，在提升运营能力方面则采用了大力推广无纸化等方式。与此同时，它还开展了与学校、创新机构等之间的协作，并成立了以集团名字命名的实验室。

安联集团不仅在世界范围内建立了一个统一的平台，并实施了统一的市场管理，还联合了诸多可以联合的力量，以合作的方式为消费者提供产品套餐与服务。

比如说，其与另一巨头德国电信的强强联手，将数字化切实地推入到了人们的生活之中，在开发产品上也将两家顶尖的技术集合在了一起，主要推出了两个方向的产品，一是面向零售客户，二是面向企业用户。对于前者，两家企业共同开发了"联网之家"的服务，通过目前较为先进的传感器技术以及智能电话对消费者的家实施监控，在必要时提供援助服务；对于后者，则制定了一系列的针对网络安全的解决方案，并推出相关的保险产品。

【案例二】中国平安集团

1988年成立于深圳的平安集团是中国第一家股份制保险企业，经过多年发展，目前已经成了一个综合性的金融服务集团，主要向消费者提供各类金融产品、理财以及投资等多项服务，如图6-1所示。目前，平安集团正在极力打造自己的金融生态圈。近年来，集团开辟了不少全新的业务线，并据此聚拢了大批消费者，等他们对集团有了深度认同之后便逐渐将其引向传统的金融服务领域。比如以下几个方面。

★ 2011 年 9 月，集团打造的陆金所正式注册成立，作为中国最大的网络投融资平台之一，陆金所为集团极大拓展了客户群体；

★ 2013 年 3 月，推出了创新型子公司平安好车，既销售二手车又销售保险与金融产品，并鼓励消费者尝试其他新业务；

★ 2014 年，发布了移动支付客户端"壹钱包"，围绕着个人创新金融，为消费者提供互联网金融与消费服务，具备赚钱、存钱、贷款与放贷等功能，消费者还可以从中连接到陆金所等集团其他产品；

★ 建立了国家首家通用积分平台——万里通客户积分，与合作伙伴携手为消费者打造更好的用户体验，有着广泛的受众范围，并能将消费者引入到其生态系统之中。

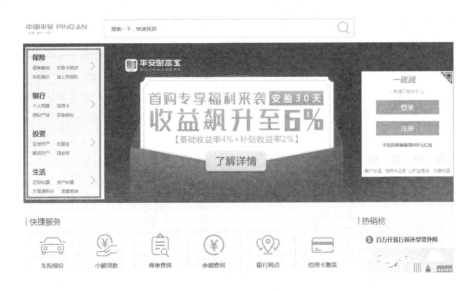

图 6-1　平安集团开通的产品及服务

聚集了大批的消费者之后，集团会通过不同的途径来实现交叉销售。一般来说，主要是有两个途径。第一个是产品较为全面的金融超市，消费者可以在此平台上购买到集团旗下所有的产品，只需一个账户就可以获得保险、银行、投资等综合性的金融服务；第二个是借助于集团建立的共享平台，通过消费者迁徙，提升交叉销售。

◆ 数字化时代的保险业转型

就市场规模而言，中国的保险市场已经取得了较大的成就，成为了世界第三大保险市场，仅次于美国与日本。2015 年中国的保费收入达到了 2.4 万亿元，进入 2016 年之后，保费市场规模又得到了进一步的扩大。但是，论保险渗透水平的话，中国远低于世界发达国家，2015 年国内的保费深度仅为 3.59%，保费密度为 1766.49 元/人，而全球保费深度则为 6.2%，英国与日本更是已经超过了 10%，保费密度则普遍在人均 4000 美元左右。如此看来，中国的保险行业还有很长的一段路要走。

以较为普及的寿险为例，在我国经济飞速发展的背景下，其总保费的收入增速远远低于 GDP 的增速。也就是说，我国保险行业的发展跟不上整体经济发展的脚步。

面对如此尴尬的境地，保险行业开始了改良与创新。那么，国内的保险公司怎样才能搭上时代的"顺风车"，借助互联网保险的东风占据市场有利地形呢？

（1）从意识上进行全面武装，转变思维观念

在中国，金融就像是一块散发着香气的大蛋糕，大大小小的企业都想进来分一杯羹，而阿里巴巴、腾讯等互联网巨头更是已经"磨刀霍霍向金融"。在互联网公司的介入下，消费者的习惯与期望都会有所改变。对此，保险公司应及早制定应对之策，不断从渠道整合、数字化等多方面提升自身优势，以求满足消费者日益增长的需求。

（2）制定明确的发展战略，逐步实现数字化转型

具体说来，就是明确其定位、路线、生态圈以及合作战略等。

所谓定位，就是指各企业在应用与发展数字化上所期望的最高与最终目标是什么。有的企业会将重心放在以消费者为中心、不断提升用户

体验上；有的企业会将重心放到构建生态系统上；也有的企业会将重心放在提升数字化能力上。总之，不同的企业会根据自身的具体情况做出不同的选择。

确定定位之后，就需要绘制路线图了。为了实现企业制定的战略发展目标，这方面会涉及组织架构、企业文化、产品创新等多方面的措施，所以必须要循序渐进。

（3）提升企业的数字化能力，以创新驱动转型

进行这一步时需要注意，要抛弃传统的投资回报理念，不怕失败、不怕困难，学习互联网企业的创新能力与试错文化，用创新管理与文化来武装自己。在实现数字化时不能流于表面，必须深入到核心流程中，而且要保证整个业务流程的完整性，不能将之割裂开来。

在当前这个快速变化的时代，企业一方面需要借助足够的科技力量来维持企业传统运营的稳定；另一方面需要释放更多时间、资源与精力，获取创新能力以适应当前形势的要求。对此，保险公司必须要具备适应能力，既保证既有业务的活力，又输送新业务的新鲜血液。

总之，时代带来的形势剧变对全球的保险业都有所冲击，信息技术不断更新换代，人们的消费生活产生了颠覆性的变化，这都在一定程度上促成了保险业的重塑。尽管行业并没有一个统一的改良标准与创新尺度，但任何企业都已无退路。当前，行业内如安联、平安一类的巨头已经付诸了行动，一些小而美的创新公司与模式也给予了我们足够的想象空间。

我国商业健康保险面临的问题

商业保险包含多个种类，人身保险就是其中一种，商业健康保险则是人身保险的下属分类。国家整体的医疗体系能够影响到商业健康保险的推行状况。近年来，国内的商业健康保险为大众的医疗保障提供了更多的优惠内容，自身的发展空间也得到进一步拓展。但其在发展过程中，也面临传统模式僵化、难以把控医疗风险、市场资源配置不合理的问题，有时还会涉及相关的道德问题。

深度分析商业健康保险与互联网相结合的模式，有助于商业健康保险提高风险把控能力。 为了提高商业健康保险的运转效率，并在服务体系的完善上取得突破性进展，保险监管部门提倡加强信息化基础设施的建设，与此同时，通过完善相关法律促进其信息化水平的提高。

健康险能够反映出保险行业在风险控制及风险保障方面的作用，能够提高社会大众的生活质量，促使社会管理突破传统模式的限制。

★ 由国务院印发的《关于加快发展现代保险服务业的若干意见》（别名"国十条"）在 2014 年 8 月推出，意见中强调要"发展多样化健康保险服务"，积极倡导实力型保险企业推出商业健康保险，并进行相关健康管理服务项目的开发，实现产业链不同环节之间的协同。

★ 2014 年 11 月，国务院办公厅颁布《关于加快发展商业健康保险的若干意见》，在意见中突出强调，要通过商业健康保险的发展，促进国内医药卫生体制的升级，开拓健康服务市场，推动经济效益及经济质量的提升，该文件的颁布，对商业健康保险的后续运营提供了方向上的指导。

★ 在 2015 年 5 月召开的国务院常务会议明确指出，要学习其他国家的优秀经验，开展个人所得税优惠政策试点，促使普通民众购买综合性健康商业保险。

★ 为了保证商业健康保险相关政策的实行，财政部、国家税务总局及保监会于 2015 年 5 月 12 日经过国务院批准，共同颁布《关于开展商业健康保险个人所得税政策试点工作的通知》。

近年来，国内健康保险行业迅速崛起，商业健康保险确实拥有很大的发展空间,但其发展过程中也面临诸多挑战。所以,立足于国内商业健康保险长远发展的角度来分析,关键是要把握当下的机遇,找到与我国具体国情相符的商业健康保险发展模式。

就我国的保险行业现状来说,商业健康险在发展中主要面临以下几个问题,如图 6-2 所示。

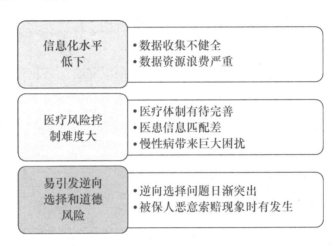

图 6-2　商业健康保险面临的问题

◆ 信息化水平低下

（1）*数据收集不健全*

我国健康保险行业的发展时间还比较短,仅有三十几年的时间,与人体健康状况发展变化的整个过程相比时间很短暂,该过程中对于各种疾病的地域分布及其发病率、各地区的医疗费用投入等各方面的数据收集整理得不完善。再者,由于环境的巨大变化、医疗条件和科技水平在近年来的迅速发展,之前收集的数据对于今天的参考价值也十分有限。

国内的综合健康指数存在下滑现象,在联合国发布的有关人类健康的相关报道中,中国的排名情况由 2010 年的第 89 位下降到了第 101 位。并且,由于医疗条件和相关机制的变化革新,诊疗成本也快速升高。如果保险行业还是墨守成规,依据以往的数据统计结果制定收费机制,其盈利能力可能出现持续性下降。

（2）数据资源浪费严重

现在国内有关健康的数据应用平台还未真正投入应用，至于各省份的健康数据平台，部分还未建设完毕。同时，这些数据还没有做到和保险行业共享，在保险行业也没有与各个公司公用的数据共享平台实现对接。种种现状导致本就没有健全的数据资源，分布也十分散乱，最终无法进行深度的数据挖掘。

与此同时，保险公司的现代化信息建设很不健全，它们的数据收录仅仅是保单的内容信息，对于同样重要的入保人员的健康信息、被保人的病史、医疗信息、诊疗流程等只是单纯以书面形式记录下来，并没有得到有效利用。

◆ 医疗风险控制难度大

（1）医疗体制有待完善

在中国传统医疗体制下，用药品的高利润提升医院的经济效益，医院与制药公司在共同利益的驱使下达成合作关系；公立医院的运营趋向于商业化方向，其公益性不断降低；私立医院则将利润获得作为主导，普通百姓难以支付高昂的诊疗费用及药品花销；再加上医生与病人之间的矛盾越来越严重，在这种情况下，为了降低自己承担的责任，很多医生无论大病小病都让患者参加一项项检查，经历一轮轮诊疗，造成医疗成本持续增加。

数据统计显示，由于药物滥用、过度检查造成的医疗资源浪费占总体的 20% 以上，严重的甚至能达到 30%。

（2）医患信息匹配差

医疗行业从业者需要具备专业的理论知识及实践经验，在具体诊疗过程中，不同患者的病症表现及处理方式也存在较大区别。因此，医生必须具备专业能力，根据病人的具体情况给出有针对性的解决方案。

虽然政府在诊疗费价格上掌握话语权，但医疗从业者可自行掌控具体的诊疗手段、诊疗时间以及病人要参与多少诊疗项目，而且，医院掌控着病人的检查记录。在这种情况下，大部分病人及保险公司对相关信息都知之甚少，无法进行监督，也就不能避免医疗成本的增加。

（3）慢性病带来巨大困扰

如今，国人平均寿命不断增加，一方面，导致国内老龄化问题日趋严重，伴随着这个问题出现的，是老年人对医疗服务的需求持续上升，医疗成本也随之增加。另一方面，国民的生活质量逐渐提升，之前频发的健康问题逐渐得到控制，相比之下，很多在现阶段还没有彻底根治方案的慢性病给许多老年人带来困扰。

统计结果显示，世界范围内的医疗费用平均每年增加 15 ~ 30 个百分点，其中，我国的医疗费用年均增长接近 20 个百分点。相应地，保险公司在这方面的成本消耗也在不断增加。

◆ 易引发逆向选择和道德风险

（1）逆向选择问题日渐突出

因为风险评估能力有限，面临赔付支出持续提高的问题，保险公司只能向投保人收取更多的费用，而这种做法很可能引发逆向选择。从宏观角度上来分析，国内大部分民众对保险的重视度不高，很多人怀有侥幸心理，在生病之前会觉得没有必要买保险，到身体出现问题时才意识到健康险能够给自己节省很多费用。

另外，部分被保险人会向保险公司隐瞒自己的真实健康状况，在身体出现问题后才购买健康保险，从而导致保险公司的赔付支出日益提高。

（2）被保人恶意索赔现象时有发生

国内商业健康险实施第三方付费机制，也就是被保人在医院诊疗结束后，将支付单据拿到保险公司要求赔付，保险公司则只能根据医疗机构开具的凭证执行赔付。

从中可以看出，保险公司和医疗机构的运营间是分割开来的。另外，健康保险在很多情况下只在特定年份涵盖某种疾病，到第二年就不再对患有该病的被保人负有赔付责任，导致一些被保人出于尽量为自己节省医疗

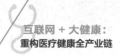

支出的目的购买保险，还有一些被保人鉴于自己购买了健康险，刻意增加医疗消费以便获得保险公司更多的赔付，或者将家人的医药费用也算在自己身上，向保险公司索赔。

"互联网＋商业健康保险"的发展策略

我国的商业健康保险在发展过程中之所以会存在诸多制约性因素，与国内的医疗体制、法制氛围、信用机制及整体的社会环境密切相关。为了妥善处理好这些问题，要充分发挥医疗行业、相关政府部门以及保险机构的协同作用。

在复杂的大环境下，保险行业应该积极采取措施，如图 6-3 所示，抓住"互联网＋"行动计划实施的机遇，对健康保险的传统发展模式进行改革，加强信息化建设，为国内健康保险的发展注入更多活力。

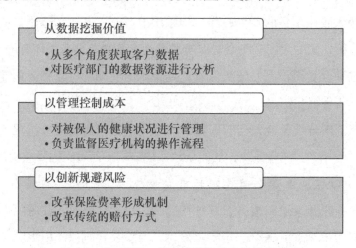

图 6-3 "互联网＋商业健康保险"的发展策略

◆ 从数据挖掘价值

（1）从多个角度获取客户数据

根据美国调查机构皮尤研究中心的统计结果，到 2016 年，中国智能手机的普及率达 58%。与此同时，大约有 1/5 的网络用户使用可穿戴设备，60% 以上的用户有购买可穿戴设备的意向。如苹果的 iOS 系统中涉及健康管理的移动应用程序在 80 种以上，医疗类 APP 更是超过 100 种。通过这些智能化应用，可以获取用户多样化的健康数据、就诊数据、作息安排数据等等，且无须过多的成本投入。

在移动互联网持续发展的今天，使用智能设备及相关应用的用户规模持续增加。保险公司应该联手可穿戴设备及相关应用程序的运营机构，共同推出方便用户随身携带的智能产品，利用网络平台优势获取用户信息并进行深度处理，通过这种方式更加全面地把握用户的真实健康情况，强化疾病风险控制能力，便于自身的业务开展。

（2）对医疗部门的数据资源进行分析

患者在就诊过程中，需要经历挂号、问诊、检查、住院、治疗等各个环节，这些环节能够产生海量数据，再加上现如今很多医疗机构开始使用数字影像设备及电子病历系统，进一步扩大了总体信息规模。然而，很多医疗机构在数据资源利用方面存在短板，导致信息资源的浪费，此外，医院内各个部门之间与其他医院之间没有建立统一的数据标准，彼此之间无法进行信息交流。

在这种情况下，保险公司不妨尝试获取医疗部门的基础数据资源，通过大数据技术进行深度处理，在分析病理数据的基础上明晰这些数据与具体病症之间的关系，在分析诊疗数据的基础上明晰药品种类与治疗方法之间的关系等，对不同种类的数据、不同用户群体进行分类观察及分析，通过这种方式提高风险管控能力，同时提高数据资源利用率。

◆ 以管理控制成本

（1）对被保人的健康状况进行管理

现如今国内的健康保险与其他保险产品存在共性，都是在问题发生之后由保险公司进行赔付，除此之外并没有其他相关服务。然而从被保人的角度考虑，最重要的是自己的身体健康，而不是通过向保险公司索赔降低自己的医疗成本。因此，为了体现保险产品的真实价值，保险公司应该为被保人提供健康服务，提高他们的身体健康素质。

所以，为了降低赔付率，增加自身的利润获得，保险公司应该对被保人的健康状况进行管理。通过与互联网的深度结合，保险公司能够从多个维度为被保人提供健康管理服务。如以下几个方面。

★ 利用健康管理应用程序，对被保人的日常营养吸收状况、体能消耗情况进行分析，了解其运动情况及日常作息，根据用户分享的食谱，为其提供科学的改善方案；

★ 利用可穿戴设备收集被保人的健康数据，如血压、血糖、脉搏频率等，当这些数据超出合理范围时，提醒用户进行专业检查；

★ 应用远程医疗，为被保人提供基础医疗服务，提醒其及时就医；

★ 在微信上发布医疗知识，为投保者的日常保健提供指导。构建网络社区平台，方便用户就相关信息进行沟通互动，保持他们参与日常保健的积极性。

（2）负责监督医疗机构的操作流程

通常情况下，保险公司负责最终的赔付，然而，客户到这时出具的费用清单中可能已经包含了许多乱收费的情况。若因为医院的治疗或诊断超出患者实际需求，保险公司不承担全部责任，被保人的医疗成本就会上升，致使被保人产生抱怨，可能对保险公司进行投诉。

若保险公司可以对医院的操作进行监督，促进信息之间的匹配，不仅能够减少医疗资源的浪费，降低自己的赔付成本，还能减少被保人承担的医疗费用，进而使客户对自己的保险服务更加满意。

保险公司可以为有诊疗需求的被保人安排预约，并对其后续就诊流程进行全程监督，获取客户在医院就诊过程中的档案信息，参考长期以来公司掌握的该客户的身体健康情况，对医院给出的治疗方案及药方的具体疗效进行客观评价，避免患者参与不必要的检查或诊疗项目。提早告知客户哪些项目是不在保险公司承保范围之内的，使客户在享受高质量服务的同时，能够提高自己的健康水平。

◆ 以创新规避风险

（1）改革保险费率形成机制

为了降低逆向选择的发生概率，避免客户故意增加医疗消费，保险公司应该进行全面的信息收集及处理，提前预估可能产生的风险，并在此基础上改革原有的保险费率形成机制。

现阶段能够作用于保险费率的因素包括被保人的年龄、性别、身体健康状况等，通过利用大数据分析技术，能够将更多因素考虑在内，包括被保人当前的职业、营收状况、所在地区的整体经济发达情况等。此外，还可尝试开发面向特定群体的服务项目，鼓励大众购买适合自己的健康保险。

另外，不妨利用可穿戴设备及移动应用对客户的健康管理，促使其在日常生活中更加注重自己的身体健康，对于那些经过长时间锻炼、身体各项指标回归到合理范围内的客户，在下次投保时可享受优惠政策，通过这种方式提高被保人的身体健康素质。

（2）改革传统的赔付方式

因为大部分医院及相关机构拥有完善的信息体系，保险公司与医院之间可以实现信息共享，当被保人就诊结束后到医院收费部门缴费时，系统可根据其投保信息启动理赔机制，保险公司也可对被保人的诊疗信息进行核查。

另外，也可以借鉴社会医疗保险的运营模式，将被保人在就诊过程中产生的全部医疗成本分为 3 个方面，由被保人、保险赔付、医疗保险共同担负这些成本消耗，被保人在缴费时只需支付自己实际需要承担的部分。保险公司可直接将保障范围内的赔付费用付给医院，节省了被保人办理一系列手续的时间及精力，同时完善了自身的服务体系。

◆ 商业健康保险的监管建议

（1）推进医疗保险信息平台建设

现如今的医疗机构不仅分布在各个地区，不同机构之间采用的信息储存格式也存在区别，若保险公司仅凭一己之力与各医疗机构间就信息共享进行协商，不仅要花费大量成本，最终不同保险公司间的信息还是存在标准方面的隔阂。

为了解决上述问题，可以充分发挥保险监管部门及协会组织的整合作用，促使商业健康保险行业与医院及相关机构、医疗保险部门之间进行信息交流，建立医疗保险综合信息服务平台。面向健康保险的购买者，加强保险公司与当地的医疗机构、医保部门之间的信息连接，为它们之间的信息交流提供平台支持，方便保险公司对被保人的就诊信息及医保信息进行核实，以此为参考强化对医院的流程监督，快速处理客户的保单。

（2）构建客户个人信息保护制度

在互联网高速发展的今天，保险公司能够更加方便地获取被保人的个人信息，这可能导致私人信息的泄露，或者被不正当利用。

保险监管部门应该通过完善法律体系有效保障被保人的信息安全，通过相关条例的实施，有效避免保险公司将被保人信息用于自身业务之外的其他方面。举例来说，以协议形式规定，保险业务承办方不能私自将被保人信息透露给其他机构，并在协议书上签字。若保险公司违法协议内容，威胁到被保人的个人信息安全，需按照规定接受处罚。

不过，随着互联网在保险行业的渗透作用不断加强，不同群体在保险需求方面的个性化特征日渐明显。与此同时，保险公司对风险管控的需求也逐渐提高，为此，必须丰富保险产品的种类，以便更好地对接市场需求。

所以，应该进一步拓展商业健康保险的优惠试点范围，涵盖更多的健康保险产品，推出面向企业的税种优惠政策，同时在更多地区实施该政策。

"互联网医疗＋保险"模式与布局

虽然许多行业的发展前景仍有较大争议，但即便目前互联网医疗在价值变现方面仍未取得实质突破，企业界却普遍认为互联网医疗行业存在巨大发展前景。

自互联网医疗行业诞生以来，就有大量的创业者及相关企业在商业模式方面进行探索。在经过长时间的摸索后，许多互联网医疗企业将自己的战略重心逐渐转移到了保险领域。

从整个医疗服务产业链来看，参与价值创造的环节主要包括 5 个方面：医生、患者、支付、医疗机构、医药及设备制造企业。受到政策、基础设施、医疗人才等诸多方面的限制，医疗服务产业链中存在着诸多难以解决的行业痛点。

以移动互联网为代表的高科技，在加速互联网医疗这一新兴产业落地的同时，更在短时间内打破了存在于医疗服务产业链中的诸多痛点。但由于缺乏商业模式支撑，导致其始终未能迎来爆发式增长。

一些已经获得巨额融资的互联网医疗企业并不代表其已经具备了相对成熟的盈利模式。而且即便是一家互联网医疗企业已经实现盈利，其商业模式是否持续稳定也需要经过市场的长期考验，要解决互联网医疗产业的商业模式问题仍需要有一段较长的时间。

当然，理想状态下，医疗服务产业链的所有环节都能成为互联网医疗企业获取价值的切入点。但从我国的医疗产业发展现状来看，医院及医生明显拥有着极大的话语权；而患者虽然存在着强烈的需求，但对于虚拟的互联网医疗信任度明显不高，互联网医疗企业很难从这 3 个环节中获取足够的回报。

医药产品及设备制造企业本身的市场化程度较高，竞争残酷、激烈，如果互联网医疗企业愿意帮助其进行营销推广，要让它们付出一定的成本并非很难实现。所以，许多互联网医疗企业，都尝试将药品及医疗设备电商的大数据开发作为价值变现的核心手段。

但这种盈利模式很容易使自身发展成为医药产品及设备制造企业的渠道商，在议价能力及价格制定方面都处于被动地位。因此，很多想要实现突破的创业者及企业将重点放在了支付环节，例如，大量的互联网医疗企业表示下一阶段将尝试与保险公司进行战略合作。

而支付作为医疗服务产业链中开发程度相对较低的环节，同保险产业融合后是否会真正创造出广大互联网医疗企业所期待的商业模式，目前还未有定论。

下面将以目前在互联网医疗产业中发展势头相对较好的三家互联网医疗公司为例，通过分析它们在保险领域的布局，来为互联网医疗创业者及企业提供借鉴经验。

◆ 微医集团：三大部分布局微医 ACO

2015 年 9 月 24 日，挂号网完成了一轮总价值为 3.94 亿美元的融资，并更名为微医集团，如图 6-4 所示。微医集团布局保险领域的是其新增的一个业务板块——微医 ACO（Accountable Care Organization，责任医疗组织）。具体来看，微医 ACO 业务主要由三部分构成。

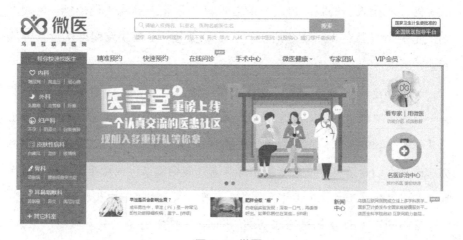

图 6-4　微医

（1）为微医用户提供三级医疗保障服务

该服务的三个层级：第一级的责任医生组、第二级的当地三级医院、第三级的学科带头人。其中，最大的亮点就在于责任医生组。每个责任医生组主要服务于方圆三公里之内的用户，迫于我国全科医生的规模相对较小，医生责任组内通常都由内科、外科、儿科等多种科类的医生组成，他们可以为用户提供类似于美国家庭私人医生般的服务，只不过通常都是一对多模式。

不难发现，在三级医疗保障服务中，微医集团并非担任直接提供医疗服务的角色，而是将这一环节交给专业的医生及医疗机构。我们可以将微医集团看作提供信息服务的互联网平台，而三级医疗保障服务则是根据患者病情提供分级诊疗服务。

（2）为用户制订健康管理服务解决方案

借助医疗设备、大数据分析等手段及时了解用户的健康信息，并根据用户身体状况的差异，制订出不同的健康管理服务解决方案，从而有效改善用户群体的健康水平。

（3）提供医疗保险服务

在已有的基本医疗保险服务的基础上，微医集团将提供具有补充性质的医疗保险服务。其意义在于，帮助用户承担基本医疗保险服务之外的支付费用。2014 年，微医集团就开始尝试与保险公司进行合作，微医 ACO 已经上线面向个体及组织的保险业务。

◆ 春雨医生：以保险完善互联网医疗生态系统

春雨医生布局保险业务更多是为了完善其互联网医疗生态系统。在发展初期，春雨医生的重点精力在于线上业务，上线了轻问诊、空中医院、春雨心境及疾病智能搜索业务，并最终打造出了其线上核心产品——"私人医生"。而在上线私人医生业务时，春雨医生还向外界正式公布了其布局线下业务的计划：初期在全国 5 个城市建立 25 家线下诊所，到 2015 年年底在 50 个城市建立 300 家线下诊所。

在完成线上与线下业务之间的深度融合后，春雨医生将打造出涵盖患者、医生、医院、医药、保险等完善的医疗服务产业链。对春雨医生而言，这种做法无疑可以使其从多个医疗服务产业链环节中获取价值。

从表面上看，互联网医疗能够有效优化医疗服务流程，医生与病患之间可以进行实时在线交流。面向医疗机构及 C 端的医药、医疗设备也能够跨越诸多中间环节，直接输送至有需求的个体及组织手中。向线下业务环节拓展后，实体的医疗机构春雨线下诊所将在医疗设备及场地方面提供支撑。

但在春雨的布局中，保险是其明显短板。对于医疗服务本身来说，如果没有保险机构提供服务，其对参与医疗服务的医生、患者、医疗机构等都缺乏足够的吸引力。

不过，随着 2015 年 11 月 18 日春雨医生与中国人民财产保险股份有限公司签署产品创新战略合作协议，这一问题将有望得到彻底解决。从春雨医生的一系列工作来看，其保险版图的目标并非仅是商业健康险，包括有助于降低用户医疗费用的基本医疗保险也在其计划之中。

在降低用户医疗费用方面，春雨的核心优势在于其拥有着海量用户医疗数据，借助于大数据分析技术，春雨能够根据这些数据为用户建立个人健康档案。而且春雨医生线上的核心产品"私人医生"也为其保险服务提供了强有力的支撑，这在有效帮助用户降低医疗成本的同时，还能帮助用户加强健康管理。

慢性疾病的医疗费用无疑给患者造成了巨大压力，我国糖尿病患病率已经达到了 9.7%，糖尿病患者已经超过了 1 亿人，每年全国需要耗费在糖尿病治疗方面的成本高达千亿元以上。为了解决这一问题，春雨医生与卫生发展研究中心达成战略合作，二者初期的合作项目为"基于移动互联网技术的糖尿病患者健康管理研究"。

◆ 平安健康：由保险向整个互联网医疗产业链渗透

由于拥有中国平安这个强大的保险巨头提供强有力支撑，在构建互联网医疗服务产业链的过程中，平安健康与普通互联网医疗企业存在着明显差异。其逻辑在于：以保险为核心驱动力，逐渐向整个互联网医疗产业链渗透。

2015 年 4 月上线的"平安好医生"是中国平安推出的首款互联网健康产品。与竞争对手的同类产品相比，这款产品的最大优势在于其拥有"平安健康险"这一在国内的商业医疗保险领域占据巨大市场份额的现象级产品。

平安公布的计划显示，未来将在 10 年内投入 500 亿元用于在全国范围内建立上万家线下诊所，这些线下诊所将采用统一的服务标准、装修标准及收费标准。

平安健康的医生群体主要包括三种类型，即提供私人医生服务的全职家庭医生、针对用户疑难杂症的兼职三甲医生、提供健康咨询服务的签约外部医生。2015 年年底，平安健康的全职家庭医生人数达到 1000 名、兼职三甲医生人数达到 5000 名、签约外部医生人数达到 50000 名。

在拥有医生及诊所提供医疗资源的基础上，平安健康为用户提供挂号、预约、体检、慢性病追踪等医疗服务，并将其与保险实现无缝对接，让广大用户在享受到完善的健康管理服务的同时，还能借助平安提供的保险服务有效控制自己的医疗成本。

微医、春雨、平安的路径选择

从本质上来说，目前医疗市场中出现的"互联网医疗＋保险"模式，其运营思路主要是来源于美国凯撒医疗集团的保险医疗一体化模式——"管理式医疗保险模式"。微医集团采用的 ACO 模式可以看作为这一模式的升级版。

管理式医疗保险模式，最大的特点在于保险公司通过上线多种差异化的保险计划，并为用户提供有合作关系的专业医生、医疗机构，借助医疗

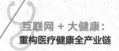
服务流程控制，使医疗服务实现标准化及系统化，从而有效降低医疗成本。

该模式的关键点在于保险及医疗环节，无论在初期的发展策略存在何种差异，最终的核心战略布局都会回到这两个环节。在上面所列举的微医、春雨、平安 3 个案例中，保险环节的差异性并不明显，但在医疗资源的完善方面 3 家企业则各显神通，如图 6-5 所示。

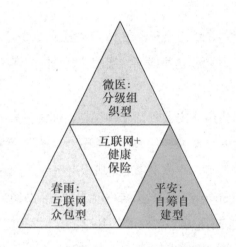

图 6-5　微医、春雨、平安的路径选择

◆ 微医：分级组织型

进入互联网医疗领域时，出身挂号领域的微医集团通过与医院及医生进行合作，并借助互联网向用户提供线上医疗服务。

在这种运营思路的指导下，截至"挂号网"更名为"微医集团"时，其已经拥有 2800 个微医团队，并与遍布全国的 1600 多家重点医疗机构、超过 19 万名医疗专家达成战略合作。而更名完成后，微医集团又宣布将要用 15 个月的时间与上百万名基层医生建立合作，在全国范围内建立起"互联网分级诊疗平台"。

如果对传统实体医疗机构采用的组织分级制度稍有了解，我们便会发现微医集团的医生资源组织方式与之存在着诸多相似之处：借助专业技术、能力、资质、等级等不同的指标对自身拥有的医生资源进行分类，从而为患者提供多种类型的医疗服务。

◆ 春雨：互联网众包型

春雨医生进入互联网医疗领域的切入点是医患关系。布局互联网医疗领域的诸多企业中，春雨医生无疑是最具"互联网"基因的几家企业之一。在以用户需求为核心方面，春雨医生也明显走在了前列，其打造的互联网医患关系就是从处于 C 端的患者端开始的。其逻辑为通过更多的患者增加更多的医生，然后再通过医生吸引患者，从而实现良性循环。

据春雨医生公布的数据显示，如图 6-6 所示，春雨医生平台用户规模达到了 9200 万人，拥有公立二甲医院以上的专业医生 49 万名，累计帮助用户解决了 9500 万个问题。

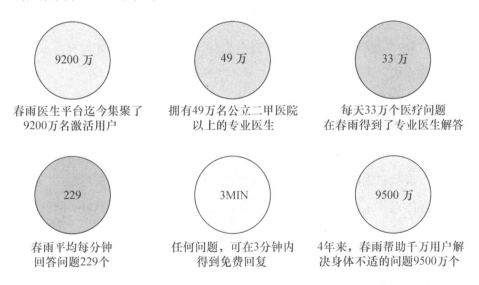

9200 万	49 万	33 万
春雨医生平台迄今集聚了9200万名激活用户	拥有49万名公立二甲医院以上的专业医生	每天33个医疗问题在春雨得到了专业医生解答
229	3MIN	9500 万
春雨平均每分钟回答问题229个	任何问题，可在3分钟内得到免费回复	4年来，春雨帮助千万用户解决身体不适的问题9500万个

图 6-6　春雨医生取得的成绩 [4]

但在医生群体的管理方面，春雨医生并未像微医一般采用组织化的管理方式，其更多是将用户所需的健康咨询服务外包给与平台进行合作的专

---

4 数据采集时间：2016 年 8 月 22 日

业医生。

◆ 平安：自筹自建型

平安健康与互联网医疗创业公司存在着明显的区别，它更像是作为金融巨头的平安延伸产业链的产物。事实上，在平安尚未公布"平安好医生"项目时，就有媒体称，布局互联网医疗领域的平安将以新玩法颠覆医疗产业。

从平安健康这两年的动作来看，被其视为底牌的新玩法在今天已经全部显现出来，即通过重资产运营的自筹自建来打造核心竞争力。花费上百亿元打造上万家线下诊所，这种需要庞大财力支持的运营模式在互联网医疗领域宛如凤毛麟角，但这在各行各业纷纷烧钱抢市场份额的互联网时代也并不难理解。

在运营了一段时间后，平安健康将其拥有的医疗资源进行了进一步细分。比如，以全职与兼职为标准将医生组织进行分类；采用更为多元的方式来建立线下诊所等。

◆ 布局存在难点

从目前的发展情况来看，这三家互联网医疗企业都储备了许多医疗资源，在将互联网医疗与保险实现融合后，它们将打造出拥有包括医生、患者、药企、保险在内的诸多环节的完整医疗服务产业链。但对它们而言，在保险险种的选择上也会遇到不小的问题。目前我国的保险主要包括两种：政府推出的福利型基本医疗保险及保险公司推出的商业健康险。

国内的互联网医疗企业在拓展保险业务时，都是参照美国凯撒集团的"管理式医疗保险模式"，但鉴于美国商业保险产业十分发达，商业保险提供的医疗费用可以达到医疗总费用的40%以上。而在我国这一数字仅为1.4%，我国基本医疗保险占据了绝大部分市场份额。

在很多人看来，既然国家提供的基本医疗保险市场占有率如此之高，那为何互联网医疗企业还要将大量的资源放在保险业务方面？其实只要思考一下我国基本医疗保险服务的基本状况，这一问题就不难回答。

我国的医疗保险服务在功能上仍存在着较大的缺陷。通常情况下，一个完善的健康险应该能满足 3 种用户需求：为用户提供更为高效便捷的医疗服务，为用户提供长期的健康管理服务，为用户支付一定比例的医疗费用。

但我国的基本医疗保险服务主要将精力放在了第三种服务上。此外，便捷、高效、低成本的医疗服务应该成为社会公众的基本权益，而不是少部分人的福利。

虽然互联网医疗在商业保险领域存在着较大的发展空间，但实践起来未必如此。如果互联网医疗企业选择为用户提供商业健康险，其不得不考虑以下问题。

★ 成本问题。对已经享受到国家提供的基本医疗服务的广大群众而言，又有多少人会再去购买额外的保险服务。

★ 如果互联网医疗企业将目标群体定位为购买能力较强的中高端群体，在现有的经济发展水平下，这一群体的规模是否能支撑起企业的发展。

当互联网医疗企业选择提供基本医疗保险服务时，又会遇到下面两个问题。

★ 互联网医疗公司具备让外界认可医疗服务的能力，而且在用户医疗成本的控制方面也必须拥有一定的优势，但这对于那些并不了解医疗行业的互联网医疗企业而言，将会成为难以突破的巨大阻碍。

★ 互联网医疗公司必须充分保证用户数据安全，这对于与个人生活直接相关的医疗行业具有十分重要的意义。

对一些实力较强的互联网医疗公司来说，提供商业健康险服务并非很难实现。例如，有中英人寿支持的春雨医生、与中国人保合作的微医集团，更不用说做保险出身的平安健康。但在尝试基本医疗保险服务业务方面，尚未有互联网医疗企业取得实质突破。

从用户规模、市场容量、资金额度等关键指标上看，基本医疗保险服务的价值明显高于商业健康险。当然，近几年商业健康险迎来迅速增长期，研究机构发布的数据显示，预计到 2020 年，商业健康险的市场规模将达到 8000 亿元。

在投资方角度来看，对互联网医疗企业布局保险业务的做法，他们似乎并不感冒。因为，在尚未培养出国内用户通过购买保险来享受优质医疗服务的习惯时，是否布局保险领域对互联网医疗企业的投融资影响并不明显。相对而言，投融资机构更为重视的是互联网医疗企业布局保险领域的商业模式，但国内的互联网医疗企业在这一方面仍缺少足够的亮点。

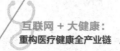

【案例】阿里：布局互联网保险战略

2015 年 7 月，阿里健康宣布与中国太平洋保险旗下的太保安联达成合作协议，双方将共同探索互联网健康险产品，开发商业健康保险服务新模式，打造种类丰富的健康保险服务。阿里健康成为平安医生、春雨医生之后，又一家向商保抛出橄榄枝的互联网医疗企业。

从 2014 年开始，互联网医疗领域呈现了一派热闹非凡的场景，尽管越来越多的资金以及企业都进入了这一领域，互联网医疗却始终没有形成清晰而有效的商业模式。那么，选择与商业保险合作的互联网医疗，又将会有怎样的发展呢？

◆ "互联网＋保险＋健康管理"

与导医导药、广告植入等收费方式相比，保险公司作为支付方被视为互联网医疗的"灵丹妙药"。借助互联网，传统保险公司可以获得一种更便捷的销售渠道，而互联网医疗的健康管理服务又可以作为增值服务，与健康险产品相得益彰，不仅能够帮助保险公司减少长期保费开支，而且健康管理服务也可以通过保险报销，甚至可以作为采集用户数据的入口。

当诸多的互联网企业还挣扎在医疗领域中的时候，平安集团凭借自己天然的保险基因，在初入互联网医疗领域之时，就明确了以保险控费为核心的医疗 O2O 模式。2015 年 7 月初，平安健康险与平安旗下的 O2O 健康医疗服务平台"平安好医生"，联袂推出了面向企业的中端医疗保险产品，为企业员工提供健康管理服务，这也是国内第一款管理式医疗保险产品。不久之后，又推出了面向个人的"抗癌卫士"。

另外，春雨医生与中英人寿健康平台达成了战略合作，联手开启了探索中端医疗商业险的征程，并且推出保费在 3000 ～ 5000 元的中端商业医疗保险，从而填补保险行业在这一领域的空白。

阿里健康与太保安联合作，除了将健康险产品中的投保、理赔申请、审核、支付等流程推到线上之外，还大力开发适合互联网场景需求的新产品，如图 6-7 所示，如针对阿里健康云医院的患者设计相应的产品。

[商业保险机构]

全国性医疗资源服务网络，丰富并提升健康保险服务内容与品质（包括但不限于：各类基因检测筛查、绿色就医陪诊通道、慢病管理、口腔、生殖孕产服务、心理咨询、医学美容等）；

风险管理：精准识别、智能风控、协同创新，慢病治疗，有险可依；

智能控费：实时智能分析管控，降低赔付成本，减轻用药负担；

便捷服务：在线理赔与结算，提升理赔服务效率，降低服务成本，提升商保用户服务体验。

[用户]

企业医疗健康福利整体解决方案提供者，集医、药、保、健一站式在线服务，提升员工感知与服务体验。

私人专属健康保险服务平台，通过实用型健康保险产品与优质健康服务结合，协助更多消费者做好个人与家庭的健康管理，以更实惠的价格提升生活品质，享受贴心服务。

[医疗服务机构]

协助服务机构衔接商业保险公司与用户，为更多用户提供优质的健康医疗服务体验。

图 6-7　阿里健康旗下的互联网保险服务

未来阿里健康还计划推出像余额宝、娱乐宝一样的健康理财产品，让用户可以在获得健康保险的同时，享受到更高的活期收益。因此，阿里健康与太保安联在未来的合作中将共同打造能够适应健康服务业以及健康保险业的经营模式，从而催生更多的保险应用场景，打通线上线下的连接，构建健康服务生态圈。

虽然双方之间的合作没有涉及具体的产品设计，但是阿里健康在使用平台化以及电商思维进军医疗市场受挫之后，最终认识到了联合支付方的重要性，通过保险产品帮助用户分担医疗支付压力，增强对服务方的监管以及控费能力，使得企业和个人用户与平台建立更强的连接。

◆ 商业医疗保险迎来新机遇

通过与保险公司的合作，互联网医疗企业不仅有了更加清晰的商业模式，而且也为商业健康保险的发展提供了重要的契机。

根据中国保险监督管理委员会提供的数据显示，2015 年，我国健康险的保费收入已经达到了 2410.47 亿元，同比增长 51.87%。健康险包括商业医疗保险、疾病保险、护理保险等。而作为核心险种的商业医疗保险，又可以分为普通补充医疗保险以及高端医疗保险，两种险种的年保费分别在千元左右和万元以上。

由于缺乏相关的配套政策，商业医疗保险在国内的发展始终没有大的起色。在国内，健康险在总保费中的比例约为 8%，占了人身险保费收入的 12%。然而在美国，健康险的保费收入约为 8500 亿美元，占了总保费的40%。我国健康险的人均保险费为 116 元，但是在美国和德国，2013 年他们的人均保费已经分别为 16800 美元和 3071 欧元。由此足以窥见，国内的商业医疗保险发展水平远远落后于一些发达国家。

而且，在医疗卫生体系中，健康险也没有释放出最大的能量。有数据显示，我国的商业健康保险赔付支出占到了医疗卫生总支出的 1.3%，而在德国、法国、加拿大等国家这一比例已经达到了 10% 以上，美国甚至已经达到了 37%。

未来，医疗保险将成为医院发展的重要资金来源，同时也将在医生收入来源中占很大的比例。在基本医疗保险的发展规模以及发展速度受限的情况下，与商业保险公司合作，提高医生的收入和待遇，促进医院发展水平的提升，不失为明智之举。

【案例】平安好医生：健康险新玩法

"互联网＋"是一个转折点，也是机遇，它的出现为健康险带来更多发展的可能。商业健康险在很长一段时间内的发展都不尽如人意，而在2015年，其发展终于乘风而上，不仅获得了政策的支持，"互联网＋"也为其带来新鲜血液，重疾险多样入网，预示着未来互联网保险将成为健康管理的主流。

作为保险行业的翘楚，中国平安自不能落后。2015年4月，平安推出首款互联网健康管理产品——"平安好医生"，并在该产品的发布会上第一次透露出关于医网、药网和信息网合一的战略规划。互联网金融是平安重要战略部署之一，而健康管理作为其中的一个重要模块，通过对社会资源的整合，加上自己资源的构建，来对医网、药网和信息网进行规划整合。

◆ 商业健康险接入商业管理

从一定程度来看，商业健康险不是单纯的保险，而是一种综合性的服务类型，二者能够广泛全面地渗透到人们的生活中去，拓宽保险的服务范围，且二者呈现出一种互助共赢的合作关系。

为何商业健康险想要接入商业管理呢？原因主要有以下几点。一是来自于保险公司关于控费的诉求，希望能够介入到医疗管理中去；二是在大数据的支持下，新产品的研发能更加具有针对性；三是能够更加有效地留住用户，提升用户黏性。

互联网的介入能够增加公司与客户之间的沟通交流，建立与用户之间的连接渠道，这样便能进一步了解客户的需求，明确客户群体，精确定位，推出针对性强的产品。这无疑给保险行业带来巨大的变革。

实际上，健康管理对于保险来说是至关重要的。无论是对于过程的管理、支付保障还是信息反馈来说，这一环节都是必不可少的。只有在充分互动的前提下才能及时收集信息，然后进行调整，形成一个不断向上的良性循环。因此，商业健康保险公司非常希望自己能够在未来介入到用户的健康管理中去，管控医疗成本。

"平安好医生"，如图 6-8 所示，自 2014 年年底上线公测，仅用了 3 个多月的时间，其注册用户就高达 500 万。平安通过这项服务构建出了一个完整的生态圈，从医生的各项服务到电子健康档案应有尽有。未来，平安还计划把服务内容拓展到药网，争取能实现全国 2 小时送药上门。

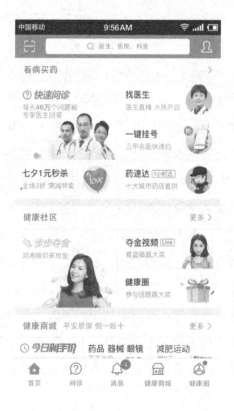

图 6-8 "平安好医生" APP

线上线下并行是平安的宗旨，其通过把线下资源同线上对接，打通线上线下的渠道，资源共享。医疗行业存在其他行业所不具有的特殊性和复杂性，只有线上线下融会贯通才能获得成功。因此，平安在推动线上布局的同时搭建万余间线下诊所，在提供优质检查、医疗服务的同时，也为医生搭建起了自由度较高的职业平台。

此外，平安也在积极布局送药上门的服务。2014 年，平安收购快易捷，互联网药品交易服务资格证到手。之后其便利用零售、直销、O2O 实体终端等多种网络形式展开了药品销售的服务。当然，是建立在遵循医嘱的前提下进行合理配药。

平安好医生是平安健康险转型的一个接入点。事实上，在其最初成立的时候，平安健康险就把目光投向了健康管理，这次在互联网的帮助下，平安健康险一步步构建起了健康管理的生态链条，介入健康管理领域，管控医疗成本。这一模式与国外的管理式医疗类似，其能否在中国这个市场上存活发展下去，还要看其今后与市场的磨合是否成功，能否被中国市场接纳。

◆ 其他保险机构加紧布局健康管理

平安积极布局健康管理，其他的保险机构也不甘落后。以阳光保险为例，其计划在未来的发展中结合健康管理领域，打造完整生态链。比如，在客户购买产品时赠送健康手环，收集反馈信息，掌握客户的健康状况，降低保险发生作用的可能。

随着生活方式的改变，商业健康险在如今的市场中得到了越来越多的关注，不少专家都认为其将成为互联网保险发展的先锋，而互联网的高速发展也必定使商业健康险的发展如虎添翼。根据国家相关部门提供的数据，2015 年健康险业务员保险保费收入 2410.47 亿元，同比增长 51.87%；健康险业务赔款和给付 762.97 亿元，同比增长 33.58%。

商业健康险的发展态势一片良好，不少保险机构也看准了这一点，纷纷开始布局。如中国人寿正考虑布局专业健康险公司，人保健康的独立健康管理中心也正在积极筹备中，新华人寿也把目光投向省会城市的健康管理中心，准备同其实现资源对接。这些保险机构的动作也正是一个明显的信号，未来健康管理这一领域将成为保险业竞相争夺的对象。

平安是健康险布局的先行者，且其脚步远未停止，如同保险端建立联系。传统健康险的盈利从何而来？答案是降低理赔额，这实则是不利于吸引客户的一种"无奈之举"。而通过"健康云"来大量收集用户的健康信息，通过信息的分析来研究定制个性化险种，满足客户的不同需求，不失为一种吸引客户、增加利润来源渠道的好办法。

未来，平安健康险还将涉及智能设备领域，推出一系列携带便捷、使用方便的健康设备，及时监控客户的心跳、血压等健康状况，同时对高血压、糖尿病、心脏病等一系列慢性疾病的发病以及日常治疗状况进行监控，通过反馈的数据进行分析，建立高精准的客户模型，以便于研发针对性更强、更加个性化的产品。

通过大数据分析建立起来的互联网医疗健康管理生态圈具有准确性高、可持续、高效率、超便捷的特点，并且能够对健康险的保障范围进行优化，在保证服务质量的基础上降低保费。而这一举措预计将帮助平安把保费从之前的年均 1 万 ~ 3 万元降低到 5000 元左右，这也就意味着平安的主流客户将从高端客户转向中高端客户，这一转型无疑会扩大平安的用户群体规模，增加盈利点。

【案例】Oscar Health：估值 27 亿美元的新创公司

2016 年年初，Oscar 宣布从投资者那里获得了大量的融资，其中共同基金巨头 Fidelity（富达）领投了 4 亿美元，有了 Fidelity 的背书，Oscar Health 的发展更有底气了。除了 Fidelity 之外，General Catalyst、Founders Fund、Lakestar、Khosla Ventures 和 Thrive Capital 也参与了本轮投资。本

轮投资之后，公司的估值达到了 27 亿美元。

尽管公司成立还不到 4 年，但是其融资规模以及估值已经远远超过了同时期的其他公司。在过去一年的时间里，Oscar 实现了快速增长，2016年年初，会员的数量已经增加至 14.5 万人，预计到 2021 年，将突破百万大关。Oscar 的业务范围也逐渐从美国总部扩展至新泽西、加州等地。

◆ Oscar Health 的扩张战略

Oscar Health 在会员数量以及营收上的快速增长，不仅没有辜负资本的预期，而且也顺应了互联网高速增长的发展特性，因而受到了众多资本家的青睐。Oscar Health 之所以能够实现如此快的增长，除了归因于利好的政策以及市场环境外，还与其自身采取的快速扩张战略有着密不可分的联系。

2013 年，美国开始推行医改法案，支持和鼓励个人购买保险，保险公司不能以既往症拒保。在这一政策的指导下，美国各州普遍形成了保险交易所，面向小企业主、小公司以及自由职业者等群体提供保险服务。

至此，很多买不起保险的小业主以及收入较低、未达到美国医疗补助标准的人群也有了能力购买健康险，有效促进了个险市场的发展。同时也有利于各大医疗保险公司扩大自己的业务范围，为创业公司的发展提供有利的契机。

目前在美国，已经有 1000 万位左右的用户在保险交易机构购买了健康险，尽管单从用户数量上看，Oscar Health 的用户增长与行业巨头相比是小巫见大巫，但是对于一家创业公司而言，这种增长速度已经远远超过了预期。

Oscar Health 主要是在线上销售个人医疗保险，不仅操作程序简单便捷，并且多数都提供线上的医疗服务，如提供线上问诊、健身咨询等，受到了众多年轻用户的欢迎。Oscar Health 注重为用户提供良好的体验，并且也有比较成功的市场推广手段，如运动折扣计划，用户只要通过运动就可以获得一定的保费折扣，这一活动因为其健康有趣的方式吸引了众多会员的参与。相比之下，其他保险公司推出的类似的计划，参与度明显要低。

在拓展医疗服务网络上，Oscar Health 针对不同的地区采用了不同的策略。如在纽约和新泽西，Oscar Health 通过租用其他小型医疗服务网络的方式实现了业务扩张，省去了自建医疗服务网络的麻烦以及能耗。

2015 年，Oscar Health 在进入西部的加州以及南部的德州的时候采用了窄服务网络（Narrow Network）策略。Narrow Network 是与许多大型保险公司拥有的庞大的医疗服务网络相对的，对于大型的保险公司而言，其面向的客户主要是企业团体，客户的需求也呈现出分散化和多元化的特征，因而只有广泛覆盖的医疗网络服务才能满足客户的需求。

对于小型的保险公司而言，构建庞大的医疗服务网络不仅成本高，而且效果也不佳。而与小部分医疗合作方合作，为用户提供质优价廉的服务，不仅成本低，也符合自身的发展特性。

在加州，Oscar Health 除了提供赔付之外，还参与到医疗服务的投入中，与医疗服务机构共担责任、共享利润。利用租赁和窄网络，Oscar Health 实现了快速的扩张，将更多的用户纳入了自己的服务范围之内。

◆ "互联网 + 医保"面临的挑战

互联网公司可以以市场推广能力以及用户体验为武器，成功跻身医疗保险行业，但是作为一个传统的线下行业，互联网公司在医疗保险领域发展的过程中也会面临一些挑战。

（1）个人医疗保险是一个高风险市场

2015 年年底，全美最大的医疗保险公司 UnitedHealth 因为个人医保市场的高风险，宣布将考虑退出这一市场。个险市场在打开之后，第一批进入市场的用户往往是逆选择最高的群体，而对于身体状况健康或危险性较小的人，通常不着急投保。因此，市场在开放初期首先要面对的就是逆选择很高的高风险阶段。

由于这一高风险，Oscar Health 与其他保险公司一样，采用了高免赔额与较高的自付比例结合的方式，以降低保费和控制成本，这对于极少看病的用户来说并不划算。因此，一些保险公司为了避免亏损，在提高保费的同时也在逐渐收窄医院网络。如 United Health 新一年的保费将可能提高 10%。

2015 财年，Oscar Health 亏损了 2750 万美元，2016 财年第一季度则亏损了 1140 万美元，因而在这一压力之下，Oscar Health 在纽约也提高了保费。

（2）医疗服务网络收窄降低服务能力，用户流入放慢

虽然窄网络承诺提供质优价廉的服务，但是对于用户而言，还需要一段适应期。而且，很多用户已经习惯于自己长期就诊的医院以及医生，要让他们换医院和医生，并不能一蹴而就。例如，Oscar Health 为了收窄医疗网络服务，将纽约长老会医院及其附属医疗机构从服务网络中剔除，结果导致部分用户离开。

窄服务网络的发展已经引起了全美保险专业委员会的注意，根据一项最新的调查显示，美国有 14% 的保险交易所销售的医疗保险至少有一个专科领域缺乏医师服务，严重影响了服务的范围。因此，该委员会正在考虑制定相应的法规来规范这类服务，保证用户可以享受到合理、专业的服务。

（3）小保险公司在与大保险公司竞争中处于非常不利的地位

大保险公司凭借自身的用户优势，可以在与医疗机构的谈判中掌握更多的主动权，享受到更低的折扣，可以用低付出来吸引用户，而小保险公司的价格相对而言就较高了。如 Oscar Health 在加州的产品的免赔额是 2250 美元，全科医生的自费部分是 45 美元，专科是 70 美元，这种价格标准在大保险公司面前没有丝毫竞争力。因而，2015 年 Oscar Health 在加州保险交易所的市场份额都不足 1%。

小保险公司对医生的吸引力也比较低。大保险公司可能会给医生带来几十个病人，医生处理保单也更容易。而小保险公司只能为医生带来寥寥无几的病人，如果医生为了获得更多的病人与多家小保险公司合作，那么就会提高处理保单的行政费用。

（4）如何管控"最赔钱"的用户

慢性病患者群体是医疗保险赔付比率最高的用户，因而对于保险公司而言，如何管控好这部分群体就事关公司的生死存亡。与其他互联网医疗公司一样，Oscar Health 组织护士组成医疗管理团队，监测病人数据，及时提醒病人用药，为病人预约复诊，以及与 Teladoc 合作为病人提供远程问诊服务。

事实上，慢性病管理远没有这么简单，不仅需要投入大量的成本，而且需要与线下服务密切配合。Oscar Health 显然没有这样的资金实力。而且慢性病管理的效果无法在短期内体现出来，这种高昂的医疗支出给 Oscar Health 造成了很大的压力。

从 Oscar Health 的发展中就可以看出，尽管互联网公司医疗保险市场的发展势不可当，但是这种高速增长的趋势能否持续，投资者以及互联网公司能否承担巨大的资金压力，能否对病人医疗费用的增长进行有效的管控，都是互联网公司面临的挑战。

互联网公司的优势在于市场推广和用户体验，而这两点并不是医疗保险市场必备的条件，而最关键的医疗服务网络、规模以及风控能力，恰恰是互联网公司的短板。

而且 Oscar Health 的高估值是不可持续的。2015 年健康保险公司 Centene 收购 Health Net，Health Net 的估值为 68 亿美元，但是却坐拥 600 万名会员。Oscar Health 只有 14.5 万名会员，估值却接近 Health Net 的一半，可以窥见，这一估值存在科技股泡沫。

未来，个险市场的发展大势以及公司自身的策略都会成为影响 Oscar Health 发展的重要因素，随着美国对医疗保险市场的整合，Oscar Health 的发展空间将进一步被压缩。

第 7 章

"互联网＋健康养老"：待挖掘的下一座金矿

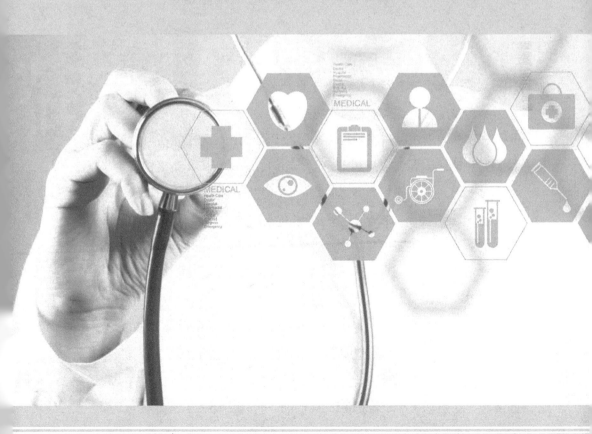

｜ "互联网＋" 时代的养老新模式 ｜

我国步入老龄化社会以来，养老问题日益突出。为了解决社会养老机构不足的问题，为老年人提供更好的养老福利，各个地区就养老福利模式展开了积极探索，居家养老服务模式应运而生。

居家养老模式以家庭为核心，以社区为依托，为居住在家的老年人解决日常生活的问题，包括基本的生活照料、家政服务、康复护理等。居家养老模式是对传统家庭养老模式的一种补充和创新，相对于机构养老，更容易被老人所接受，有利于应对老龄化人口的冲击。而随着 "互联网＋" 时代的到来，互联网也开始渗透进居家养老服务中，并且推动居家养老模式走向了变革。

◆ 探索居家养老新模式

借助互联网，社会养老机构开始收集有关老年人生活习惯的大数据，并通过线上线下的连接和互动，为老年群体打造形式多样的养老服务。这种新模式充分发挥了政府、社会力量以及社区的作用，将三者密切联系在了一起，在开创居家养老发展新方向的同时，也在积极探索新的市场商机。

随着互联网、云计算、大数据、物联网等现代技术手段的不断提升，养老服务产业应该加快与现代技术手段融合的脚步，紧跟信息化发展前沿，通过不断创新，实现养老服务的标准化和信息化，推动养老服务产业的有序、健康发展。

为了积极拥抱"互联网＋"，提升养老服务的信息化水平，民政部和发改委积极开展了相关的试点工作，包括养老信息惠民工程试点、远程医疗服务试点以及国家智能养老物联网应用示范工程试点等。充分释放现有资源和社会力量的能量，积极推进养老服务与互联网、物联网等信息技术的深度融合。

目前，上海、厦门等地的社区正在积极推进老人居家信息平台的建设，并通过接入家庭终端，实时监控老人的健康状况，引导老人走出家庭，融入社会活动中，从而促进老年人的身心健康，让老年人可以更加安心、开心地度过晚年。

◆ 构建服务"云平台"

利用大数据、云计算、物联网等现代技术手段，可以让居家养老服务更加便利，子女通过手机应用就可以随时了解老人的身体状况；老年人通过有趣的体感电玩训练，可以在轻松愉悦中进行身体复健；通过防护手腕，监护人可以随时追踪老人的行踪，从而防止老人走丢。

养老服务模式与大数据、云计算智能平台及物联网等技术的结合，将有望突破养老服务的"最后一公里"，构建更加完善的居家养老服务产业链。

供给方式简单化与养老需求多元化之间的矛盾是当前横在我国养老服务行业面前的一个重要挑战。老年人健康管理的信息化是其中的一大难点，对于空巢、失独、高龄、失能以及农村老年人口的健康管理更为困难。随着互联网技术的不断成熟，各种各样的智能养老医疗产品相继诞生，在解决养老服务难题的同时也推动了智能养老医疗领域新的供应商的产生，从而有利于提供更加多元化的养老服务供给。

通过各种移动设备可以收集老年用户的健康数据，并根据老年人的健康状况制订个性化的健康解决方案；利用互联网云平台，家属可以及时了解老人的健康监测数据结果，同时社区、养老或医疗服务机构也可以通过手机查看老人的血压、血糖、心率等健康数据，并为老人提供及时的救助和护理。此外，居家养老服务平台还将为老人提供紧急救护、家政预约、健康咨询、物品代购等一系列上门服务，并打通了自助计时和即时评分的机制。

运用科技创新解决我国日益突出的养老问题已经成为大势所趋。通过综合运用各种高科技手段，实现养老服务综合信息平台与云技术、移动互联网技术、物联网技术、大数据技术等的结合，从而实现养老服务的个性化供给。

◆ 广阔市场待开发

金融、交通、医疗、保健等与养老服务相关的领域正在积极拥抱"互联网＋"，但是"互联网＋养老"作为一种新兴的业态，目前还处在萌芽阶段。由于老年群体的特殊性，这种新兴的业态在未来的发展中还将面临诸多挑战。以老年人的健康管理为例。

★ 目前专门用于监测老年人健康状况的家用医疗器械尚未实现广泛普及，而且收集的数据没有实现线上汇集，多数情况下健康管理模式中所需的数据都依靠社区门诊或医院体检获得；

★ 缺乏专业化护理人才，老人在突发意外状况时需要依赖相对封闭和集中的医疗资源；

★ 养老行业还没有形成质量监控、评估评价、风险预防等统一的标准和规范。

如何充分发挥现有资源的优势，开发互联网老年金融，构建集支付和信托等功能为一体的集约化金融服务平台，这也是"互联网 + 养老"行业发展过程中需要跨越的一个难题。

从基础载体和服务供给方面来看，大平台、服务商以及专业化环节是"互联网 + 养老"发展的重要主体。居家老年人的信息，包括家庭收入状况、身体状况、子女情况等，这是 O2O 养老服务平台开发以及投放的基础。为了满足老年人多元化和个性化的服务需求，服务提供商还应该实行购买服务、公私合作等模式，倡导和支持互联网企业、社会化服务商以老年人需求为核心，打造标准化的居家服务与健康管理项目。

专业化的信息技术是"互联网 + 养老"产业发展的重要支撑，而支付以及评价等机制为这一产业的发展提供了专业的保障。推动信息技术在养老服务领域的渗透和融合，通过养老服务领域的细分化提高养老服务的准确性，扩大养老服务的覆盖范围。

此外，政府应该充分发挥自己的职能，做好产业引导者、支持者和参与者的角色，充分利用现有的资源和社会力量，打造养老服务网络平台，通过线上线下结合的方式，坚持免费试用和产业链延伸，上门服务和大数据结合的理念，在发展养老服务产业的同时，积极拓展老年电子商务、老年教育等新型业态。

"互联网 + 大养老"生态产业链

老龄化社会的到来，让我们肩上的养老担子越来越重。怎样在保证经济稳定增长的同时，探索符合中国国情、高效标准化的养老模式，有效缓解我国的养老压力，是当下越来越多年轻人关注的命题，也是我国当前面临的一项重要挑战。

"互联网 +"的出现和发展，为养老模式的探索提供了一个新方向，"互联网 + 大养老"的概念开始逐渐实现落地。

◆ 养老新探索箭在弦上

根据中国产业信息网发布的报告显示，2010 年我国老年人口的消费规模达到了 1 万亿元，预计到 2020 年将达到 3.3 万亿元，2030 年达到 8.6 万亿元，2040 年将达到 17.5 万亿元。到 2050 年，中国老年人口的消费潜力将从 2014 年的 4 万亿元增长至 106 万亿元，在 GDP 中所占的比重也将从 2014 年的 8% 增长至 33%。我国将成为世界上最具潜力的老龄产业市场。

在探索养老新模式的过程中，越来越多的企业和行业成了养老产业链上的一环，养老产业链逐渐走向成熟，其利润空间也愈发明朗。

有研究报告显示，养老产业涉及的产业模块有 8 个，分别是养老软件及信息系统、老年金融、家政服务、护工培训、养老住宅、医护服务、福利器械、文化生活。

尽管在 2011 年国家就将"9073"养老模式（90% 的老人通过居家养老，7% 的老人通过社区养老，3% 的老人依靠养老机构）列入了"十二五"规划中，但是迄今为止，在养老中应发挥主力作用的居家养老模式尚未走向清晰化，特别是其中健康管理的信息化问题是居家养老模式在发展中面临的重大挑战，这也是远程医疗以及医疗实现的信息基础。目前来看，居家养老模式存在两大问题：一是医疗资源相对封闭和集中；二是缺乏专业的护理人才。

中国服务业发展水平较低以及未老先富的特点，给我国社会带来了巨大的福利负担，在养老服务压力日益加大的情况下，学习和借鉴其他国家先进的养老服务模式显得越发重要。

2014 年，三胞集团以 7000 万美元收购了以色列最大的养老服务公司 Natali，并复制了 Natali 的医疗业务模式，在进一步拓展医疗护理业务的同时，积极探索适合中国国情的商业模式。Natali 将与加入三胞集团麾下的智慧养老服务企业安康通联手，取长补短，面向国内的高端群体，加快在养老产业的发展步伐。

◆ "互联网 + 大养老"

老年人健康管理的信息化是养老产业在发展过程中遇到的瓶颈之一。当前，适用于老年人健康状况监测的家庭医疗器械普及率低，而且老年人的健康数据未在线上实现汇聚，健康管理模式的数据主要来源于社区门诊或医院体检。

移动互联网、大数据、物联网、云计算等互联网技术的发展为养老产业中的远程医疗服务、云智慧处理中心等提供了重要的技术支持。与此同时，移动互联网时代的到来以及各种智能可穿戴设备的普及也为老年人健康数据的获取提供了极大的便利。

互联网健康数据管理这片新蓝海已经成为众人瞩目的焦点，除了致力于实现全产业链扩张的 BAT 在这一领域展开了紧锣密鼓的部署之外，传统的金融机构、移动医疗企业也成为这一领域的先锋部队。

比如，安康通推出了适用于手机用户的健康管理系统平台，利用智能可穿戴设备等移动终端收集用户的健康数据，并为用户制订个性化的健康解决方案。移动终端设备不仅连接了老人端，同时还接入了用户的子女和亲属，让他们可以随时了解老人的血压、心率、血糖等健康数据。

但是，子女获取这些数据还未形成一个闭环，因而当老人健康数据发生异常的时候，他们无法在第一时间赶到老人身边提供及时的救护。因此，安康通在个人健康管理服务平台的基础上建立了紧急呼叫中心，老人在遇到疾病、跌倒等突发状况时，通过智能设备，一键呼叫，就可以得到专业、及时的救助。

为了能够更全面保障老年人的健康，安康通与上海移动联合推出了帮助用户进行户外定位的服务，并且全天候开放。一旦老人在户外遇到紧急情况，只要拨打手机救助键，援助中心就可以通过户外定位功能锁定老人的位置，并第一时间通知家属和救助部门。

养老产业中的所有相关服务以及服务对象正在逐渐连接成巨大的网络结构，由此形成了"大养老"的产业链。"大养老"的标准有两个，如图7-1所示。

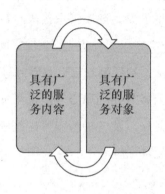

图7-1 "大养老"的两大标准

第一个标准是具有广泛的服务内容，"大养老"中的养老服务项目应该囊括所有的养老服务内容，如远程医疗、康复医疗、紧急救护、家政服务、健康管理、关爱身心健康等。

第二个标准是具有广泛的服务对象，不管是刚刚步入老年阶段的"新人"还是已经处于迟暮之年的"老人"，不管是身体健康的老人还是身患疾病的老人，都应该能从其中获得相应的服务。

另外，在"互联网＋大养老"产业链的形成过程中，需要完成3个目标：

第一，搭建终端设备集群，包括智能可穿戴、紧急救助、健康管理等，满足老年人多样化和个性化的服务需求；

第二，建立呼叫中心，包括接警中心、主动关爱中心、数据信息中心、线下服务指挥调度中心，确保在老人突发意外时能提供及时的救护；

第三，建立线下服务集群，包括康复医疗、家政服务等，为老人提供专业、全面的线下服务。

◆ 连接养老链条的金融

资金支付是养老产业链中的一个重要环节，怎样利用现有资源，构建"养老＋金融"的良性循环，是"大养老"在发展过程中面临的一个重要课题。当前，在大养老产业中的金融业务包括养老地产和养老保险业务。

2013 年 9 月，国务院发布了《关于加快发展养老服务业的若干意见》，提出开展老年人住房反抵押养老保险试点。于是，"以房养老"的模式开始在全国各地盛行，众多金融机构也在不断推动这一模式走向多元化，催生了售后返租、反向按揭、租售换养等多元化的模式。然而这些模式并没有取得预期的效果，很多模式在运行了一段时间之后就销声匿迹了。

导致这种结果的原因可以归结于两方面，一是房产能给老年人带来更高的安全感，而且大多数老人都希望将房产留给自己的子女，因而房产的换手率不高；二是处在开发阶段的"以房养老"的项目由于缺乏专业的医护服务，没能形成完整的"闭环"。

养老保险业可以为养老产业链的发展提供一定的资金补充。有报告显示，我国的基本养老保险资产远远落后于发达国家，这也意味着我国的商业养老保险具有巨大的发展潜力。

根据保监会于 2014 年 2 月发布的《关于加强和改进保险资金运用比例监管的通知》，保险资金投资不动产的账面余额不能高于保险公司上季末总资产比例的 30%。而今在我国，这个比例只有 5% ~ 10%，因而未来还有很大的上升空间。未来也将会有越来越多的保险公司涉猎养老社区。

未来，在大养老的产业链中，医院、远程医疗以及居家养老等服务将对用户端的支付能力提出更高的要求，因而会有越来越多的机构选择与商业保险产品联姻，商业保险将迎来爆发式增长，长期护理险也将在未来几年内真正实现落地。如此不仅可以解决老年人支付能力弱的问题，还更好地满足了社会存量的需求。

互联网技术在养老产业中的应用

近年来，我国的老龄化问题日趋严重，无论是普通民众，还是各个领域的专家学者，纷纷把目光聚焦到健康养老问题上。随着经济的发展，人们对生活质量与身体健康的关注日益增多，顺应"互联网＋"的发展大潮，将健康养老产业与互联网的发展结合起来，符合广大人民群众的利益与要求，能够促进经济社会的健康发展，从整体上加快我国小康社会的建设步伐。

移动互联网的持续发展、智能手机的普及、云计算与大数据的发展，加强了健康养老产业与互联网之间的联系，在二者的结合发展下，众多新型产品与运营模式纷纷涌现出来。

◆ 基于可穿戴智能产品的养老产业应用

可穿戴智能产品的应用极大地扩展了量化自我技术的应用范围，改变着人们日常生活的方方面面。人们可以更清楚地了解自己的物质摄入、身体状况以及体能情况，便于及早发现问题并进行处理。不仅如此，大规模的信息收集与处理还能提高计算机系统的智能化水平。

★ 耐克公司的研发人员将传感器与处理芯片安装到了运动鞋中，能够随时记录使用者的运动情况，包括走过的距离、速度、步伐等，是运动服装领域的代表；

★ iWatch 利用手机内置的传感器能够对用户的身体健康情况进行检测，如肾功能、血糖、血压等，是医疗领域的代表；

★ Muse 头带可以调节用户的心理，稳定情绪，起到降压的作用。例如，为用户展现一片宁静的草原场景，使其放松身心，是健康领域的代表；

★ GEAK Watch 智能手表集成了温度、动力加速、导航、陀螺仪等多种智能传感器，能够记录 GPS 信息，让用户随时了解自己的心跳、血压、脉搏数据，是生活领域的代表；

★ 可穿戴设备 DuoFertility 通过监测女性身体的温度变化曲线，提高女性受孕率，是生殖医学领域的代表；

★ Scough 围巾不仅能够起到装饰及保暖的作用，还能降低用户感染禽流感的风险，是服装领域的代表；

★ 空气盒子可以记录空气的温度、湿度、污染指数等，是环保领域的代表。

毫无疑问，可穿戴智能硬件的应用不仅能促进人们的生活向健康化方向发展，还能够被用于传统穿戴产品的升级改良，给传统制造业带来更多的发展机遇。

◆ 大数据促进传统健康管理模式的变革

大数据的应用使大健康产业的发展突破传统思维方式的禁锢，更具人性化特点。

（1）大数据在医药领域的应用

传统模式下的医药营销管理更加注重节约成本、降低费用以及提高业绩，大数据的应用可以收集更多的信息资源，用来衡量产品质量及生产过程的规范化程度，使管理侧重于效益与服务，从根本上提高医药产业的市场竞争力。

（2）大数据在公共卫生领域的应用

更加及时、准确地掌握公众健康信息。比如，百度预测利用大数据分析与处理技术，能够预测传播范围较大的疾病（如流感、肺结核、肝炎等）的发生，使用户提前做好防护准备，降低患病概率。公共卫生部门利用大数据对各地的病例信息进行处理，找到传染性较高的疾病类型，启动疫情监测，提前制订应对方案，能够有效降低民众的感染率，在短时间内对感染者实施隔离治疗，为公众提供相关的信息咨询服务，遏制疾病的大范围扩散。

（3）大数据在医疗保健领域的应用

利用大数据分析技术，能够大幅节约个人及医疗机构在医疗保健方面的成本投入，麦肯锡咨询公司的统计结果显示，降低的费用规模达到4500亿美元。与可穿戴医疗设备相结合的大数据技术，可以使用户随时掌握自己的健康状况，尽早发现健康问题并及时就诊，能够防止病情恶化并降低医疗费用。

◆ 互联网提高系统运转效率与服务水平

机构养老与社区养老服务体系都在互联网的影响下进行了变革。

个人家庭是通过社区与社会联系在一起的，社区是老年人日常生活中接触最多的地方。构建社区养老服务平台，可以促进社区服务设施的完善，充分利用社区资源，能够使老年人享受更高质量的社区养老服务，使养老服务体系向社会化方向发展，让生活在社区中的老年人能够安享晚年。

目前海南建立了社区居家养老网络服务平台，开通了移动应用程序，老年人可以通过手机将自己的需求信息发送给养老服务机构与相关部门，工作人员接收到信息后，能够在10分钟之内提供上门服务，满足用户需求。

随着互联网的发展，现代养老机构正在破除传统理念，转而采用智慧养老理念。采用智能化处理软件，能够加快养老机构的运转，提供更加及时的服务；移动互联网的应用，方便家属掌握养老机构的服务状况，及时了解老人的身体健康及生活状况，进行电子支付；利用GPS追踪老人所在的位置，随时监测老人的身体健康状况，若出现问题，启动报警功能；对老人室内安装的空调、空气净化器进行自动化控制，根据其健康需求设定适宜的空气环境，为老人的日常生活营造舒适的氛围。

打造智慧养老服务体系

为了完善我国的养老服务体系，"互联网＋"行动利用互联网平台对健康养老服务进行创新式改革，完善服务模式，利用互联网的优势特点，整合资源，减少浪费，在控制成本的同时保证服务水平与服务质量。具体来说，分为以下几个方面。

◆ 发展现代化智能健康产品

随着技术水平的提高，很多应用设备变得更加小巧、便携。市场上出现了多种类型的可穿戴设备，可穿戴设备的应用范围会不断拓展。

在其发展过程中需要注意两点，一是大力推进可穿戴产品与互联网结合发展，发挥移动互联网的优势，吸引社会资本，鼓励创新思维的应用；二是逐步建立起针对融合型产品的统一标准，保证产品质量，促使可穿戴健康设备产业向市场化发展。

◆ 建立网络健康服务平台

个人健康管理服务平台，能够记录并显示用户的病例、化验结果、体检情况、用药情况等内容，能够给用户带来极大的方便，应大力推动健康及医疗机构对平台的建设与应用。

可开通第三方网络平台，为用户提供各类健康咨询及服务，改善亚健康群体的身体健康状况。在确保信息安全的基础上，实现健康信息的共享，提高信息资源的利用率，为创业人员提供更多的发展机遇。

◆ 提高养老服务体系的智慧化水平

建立社区养老服务网络平台，与线下服务相结合，把握老年人的需求，建设专业的服务队伍，加大政府投资，提高服务资源的利用率，从公共服务、医疗护理、紧急救援、心理咨询、法律服务、精神娱乐、日常生活服务等多方面满足老年人的需求，提高养老服务体系的个性化、智慧化水平。

完善养老机构的设施建设，提高服务质量，推广使用智能化产品，比如智能血糖仪、智能腕带、95002 居家养老服务 APP 等，实时监测老人的身体状况，为正在接受治疗的老人提供具有针对性的日常护理服务，等等。

◆ 注重隐私保护和基础设施建设

相比于一些西方发达国家，我国在健康养老与互联网结合发展方面起步较晚，还未进入成熟阶段，产业体系还有待完善，较为突出的是隐私保护与基础建设问题。

（1）数据泄露导致个人隐私的安全性问题面临挑战

不可否认，大数据在医疗方面的应用，从很多方面满足了用户个人与医疗机构的需求，但数据的使用不可避免地会涉及隐私安全。在医疗数据的获取及处理过程中，数据泄露的现象频发，使用户的个人隐私遭到侵犯。如果个人隐私得不到有效保护，就会使用户面临很多困扰，例如，患者会收到很多药品推销信息。

隐私泄露给用户带来的危害，不止体现在泄露的信息中所包含的内容，意图不轨者还可能对信息进行深度处理，预测出用户接下来的行为。那么，如果采用匿名方式或者将重要数据进行处理，是否能够确保隐私信息的安全？答案是否定的。因为在大数据时代，个人信息非常多，通过大范围的信息获取就能确认用户身份。

虽然不允许医生泄露病人的诊断信息，但信息获取的渠道很多，只要知道病人服用的药物或者化验单中的某些数据就能判断出病人的具体情况。此外，网络平台中的数据信息面临更多的安全性挑战，利用泄露的部分数据可以推断出更多信息，很多黑客以此来获得更多报酬，侵犯个人隐私。

（2）养老服务无法满足需求，互联网的潜力得不到开发

目前，我国的人口老龄化速度逐渐加快，老年人口基数大，且还在不

断增多，空巢问题日益突出，高龄化趋势明显，地区老龄化程度差异大。国家统计局发布的《2014 年国民经济和社会发展统计公报》显示，2015 年年末，我国 65 周岁以上人口为 14386 万人，所占比重突破 10%，预测在 5 年内增长超过 1 亿人，10 年内增长超过 1.62 亿人。

人口老龄化日趋严重不仅表明我国的人口结构不完善，也意味着社会需承担更多的养老压力。老年人口的持续增加，会对养老金、各项社会补贴、医疗卫生服务提出更多的需求，还要进一步完善相关设施的建设，但我国目前的养老服务机构与设施无法满足日益增长的需求。

互联网在养老服务中发挥的作用，突出表现为在供给与需求之间搭建桥梁，优化资源管理。然而，资源的短缺使互联网在养老服务产业中的应用价值得不到开发。在经济不发达地区，这个问题显得尤为突出。资源及服务人员的短缺，导致很多地区建成的养老服务平台无用武之地。

智慧养老模式下的服务场景

★ 场景一

李大爷自幼生活在上海地区，而今已年过花甲，他的孩子常年在美国工作，他早年丧偶后一直单身。李大爷以前的工作是大学教授，现已退休，每个月可以领到 8000 元的退休金，足够他一人的生活开销。而且，他的身体健康状况也比较好，不需要另外请人照顾，所住小区的管理人员每隔一段时间还会到他家询问他的生活情况，给予相应的服务与帮助。

然而，李大爷一个人生活比较孤单，远在美国的孩子也时常牵挂。而今，一些智慧养老公司推出"主动关爱"服务，十分适合李大爷现在的情况。购买此服务的子女用户，能够应用终端程序中的"主动关爱"功能，与自己的父母即时互动并关注他们的健康状况，提醒父母按时吃药等。

如果产品或应用长时间监测不到老人的日常活动，就会发送信息给他们的孩子，同时自动报警。上海地区的智慧养老公司在收费标准方面差别不大，购买一次"主动关爱"与"吃药提醒"的价格在 2~3 元之间，若李大爷的孩子每天使用三次"吃药提醒"，每隔一周使用一次"主动关爱"，一年下来，这两项服务的费用为 2000 多元。

★ 场景二

王奶奶居住在城市小区，而今已年过古稀，因半身不遂长时间缠绵在榻，身边时刻离不开照料的人。虽然进养老院是一个解决之法，但王奶奶膝下有儿有女，传统观念让她觉得养老院是那些孤寡老人才该去的地方，而且，公办养老院不对普通城市居民开放。但是，孩子们都忙于工作，聘请护理人员到家中陪护，又担心他们照顾不周，应付了事。

如今，智慧养老公司推出"家庭 e 养院"服务项目，专门针对像王奶奶这样的老年人，为老人配送并安装智能护理床，同时提供配套的智能护理功能，附加相应的服务，使老人不必离开自己已经习惯的家居环境，满足其各方面的需求，提供周到的生活护理。除此之外，老人的孩子利用网络系统，可以实时关注老人的状态及服务质量。

★ 场景三

刘大妈年过花甲，腿受了伤，已经从医院返回家中，但还在康复阶段。孩子忙于工作，需要聘请护理人员，但希望这个人具备相关素质，可以帮助自己的母亲尽快痊愈。

如今，已经有专业 APP，允许用户根据自己的特定需求查询相关服务人员的信息，用户可以轻松浏览服务人员提供的项目、擅长的工作、老用户的评价等，并通过 APP 进行服务人员预约。之后，平台运营方会在服务提供者与用户之间进行接洽，服务人员在约定时间到用户家中，根据被护理者的具体情况安排护理计划。除此之外，为了避免服务人员旷工，平台要求他们每天都要上传工作信息。

上述几个事例在当今的智慧养老企业所推出的服务项目中，是比较普遍的。关于传统养老与智慧养老到底哪一种更好，很多人各执一词，那么，智慧养老究竟能否满足人们的需求，是否值得信赖呢？

要找到最终答案，第一步要做的是，明确智慧养老企业的发展与其服务模式。

如今的养老企业，既有从传统养老行业过渡而来的，也有利用网络技术优势从家政企业转型而来的。除此之外，部分智慧城市的管理企业、智慧家庭供应企业、房地产、金融及通信类企业也开始涉及智慧养老业务。

虽然上述企业原本属于不同的行业，但在经营智慧养老业务的初期，它们都以打造智慧养老服务平台为开端。该平台主要面向有养老需求的老年人，利用多元化健康检测设备对用户的身体状况进行监测，将相关数据发送到专业的医疗健康部门、家政服务公司，并让用户的家人实时了解其身体与生活状况。

另外，通过利用现代网络技术，包括视频监控、多媒体技术、GPS（全球定位系统）、GIS（地理信息系统）、现代通信等多种技术手段，平台能够实现数据资源的统一收集及共享，共同服务于智慧养老。

因为智慧养老企业将平台建设作为运营的开端，使其与传统养老之间的差别更加明显，如图 7-2 所示。

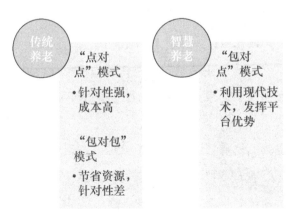

图 7-2 传统养老 VS 智慧养老

"点对点"与"包对包"是传统养老的主导模式，如今，随着智慧养老的发展，其服务模式更趋向于"包对点"。

所谓点对点服务，指的是养老服务提供者到居民家中照料老年人的日常生活起居，每一个服务人员对应一个老年人，属于家庭养老方式。这种模式具有很强的针对性，对老年人的照料比较周全，但需要大量的成本投入，且一对一方式对从业人员的需求量较大。

在现代社会中，多数家庭只有一两个孩子，而他们又忙于工作，且在外地工作的可能性也比较大。除此之外，还有很多失独家庭，这些情况都给家庭养老带来阻力，很多子女无暇顾及，一些家庭根本没有条件采取传统养老方式（诸如失独家庭）。

包对包养老，是指把老年人送到养老机构，由工作人员进行照顾。这种方式可以集中提供服务，节省人力资源，但针对性较低，无法满足个性化需求，可能存在照顾不周的情况。

智慧养老采用的是"包对点"的服务方式。该模式充分发挥先进技术的作用，通过智慧社区养老平台实现资源整合，对接能够满足不同养老需求的服务包，即不同类型的服务程序（来源于商业化公司或社区），为老年人提供养老服务。运用现代信息技术，发挥网络平台的优势作用，为老年人提供各方面的生活服务，提升服务水平。

与传统养老模式相比，智慧养老具有以下特点。

第一，提供智能化服务。通过运用先进技术，比如电子标签（RFID）、地理定位等，对老年人的生活状况及身体健康情况进行监测，以防紧急事件的发生。一般情况下，服务体系中会配备智能穿戴设备、医疗监测设备、固定式设备等等。

第二，可提供实时服务，专业化有保障。应用专业化服务平台，与服务人员及时联系，合理安排其工作任务，筛选最佳服务路线，提高与服务对象相关的各种资源的利用率，实现资源整合及优化配置。利用技术优势，提供实时服务。

第三，根据老年人的具体需求提供多种层次的服务选择。通过信息技术的应用，实现多个行业的结合，比如，将养老服务与金融服务相结合，将养老服务与健康领域相结合，将健康领域与旅游行业相结合等等，为老年人提供多种层次的服务，供其自由选择。

除此之外，还应关注的一点是，智慧养老企业推出的系列产品及服务体系是否符合老年人的需求？现在的智慧养老企业不仅负责基础的居家养老，还推出许多相关产品与服务项目。

通过分析与智慧养老相关的供应商、服务模式及产品供应可以得出结论：通过现代信息技术及网络平台的应用，能够从多个角度满足老年人的需求，提升服务层次，使服务选择更加多样化，促进老年人自我价值的实现，改变老年人的整体生活状态。

智慧养老服务平台在养老需求及服务提供之间搭建起桥梁。通过构建综合服务平台，实现老年人数据资源管理、服务费用支付、老年人即时服务呼叫、社区助餐服务、老年人护理等服务项目的集中管理，提高数据资源的利用率，及时进行资源更新。

部分养老企业通过数据库的应用，实现了对老年人健康数据的深度分析及实时监控与管理，利用云计算进行数据存储与处理，为老年人提供基本的生活照顾及健康检测。另外，当紧急事件发生时，可及时报警，进行救助，提供专业化医疗服务。

与传统养老相比，智慧养老的优势主要表现在 5 个方面。

★掌握老年人养老过程中需要处理的多方面问题，提升服务层次；

★用"包对点"服务模式代替传统的"点对点""包到包"模式，提高服务针对性；

★使现代养老不受时空局限，使家庭养老更加方便、周全；

★利用智慧养老服务平台，将养老服务提供及需求集中到一起；

★通过信息系统监测，能够有效提高养老服务的质量。

智慧养老产业发展的问题与对策

根据全国老龄工作委员会办公室发布的报告显示：2015—2035 年，我国老龄化问题将会进一步加剧，老龄人口将从 2.12 亿人增长至 4.18 亿人，占比提升至 29%。老龄化问题的进一步加剧，将会造成严重的劳动力结构性短缺问题。

作为人口基数庞大的老年人群体，随之而来的养老及健康服务需求会呈现爆发式增长。这将会导致以下两个方面的严重问题：其一，尚未全面进入现代化的我国提前进入了老龄化社会，未富先老问题十分突出；其二，劳动力结构性短缺问题，比如，从事老年人护理的劳动力严重不足等。

现实生活中反映出的老年人问题可能更多的是无钱养老，未来无人养老问题也会日益严重。为了有效解决这一问题，除了国家层面上的人口政策调整外，还需要实现相关科学技术的突破，通过运用科技手段将那些人力无法完成的工作交给智慧化、智能化的机器人来完成，从而实现社会化及智慧化的养老服务。

◆ 智慧养老产业上升至国家战略

2015 年 7 月 4 日，国务院发布了《关于积极推进"互联网＋"行动的指导意见》，强调"促进智慧健康养老产业发展"，这也标志着我国已经将智慧养老提升至国家发展的战略高度。

作为一种随着养老服务相关技术的不断发展而崛起的新概念，智慧养老借助互联网、大数据、云计算、可穿戴设备等新技术，打造出可以提供机构养老、社区养老及家庭养老服务的物联网系统及平台，有效整合政府、企业、社会组织及个体的资源，是一种更为便捷、高效的现代养老服务新模式。

智慧养老需要重点解决老年人身体信息感知、理解老年人的真实心理需求、快速高效地为老年人提供服务、降低养老成本、建立有效的服务评价机制等。

如果老年人外出散步时不慎摔倒，随身携带的传感器会及时地告知护理人员；厨房中的炉灶忘记关闭时，传感器会发出警报，如果一段时间内没有人处理，控制系统将会自动关闭阀门并进行其他处理。这一切并非是电影中才能出现的情况，接入互联网的智慧养老系统完全可以将其变为现实。

除了能有效处理这些突发问题外，智慧养老系统在老年人的生活中将会在细节上表现出更多的关怀，如果老年人居住的房子中电灯一天之内没开过一次，预警系统会通过电话或者短信及时通知老年人的家人。

从目前的发展情况来看，智慧养老在全球范围内开启了养老服务新时代，它是在"健康养老""积极养老"等新型养老理念以及现代信息技术不断突破的基础上进行的巨大变革。

某种程度上来说，20 世纪 90 年代开始兴起的养老机构管理系统是一种对传统养老模式进行的信息化及流程化的优化改善，是一种温和的、渐进式的改良。智慧养老则是要将依靠大量人力、统一集中的机构服务模式变革为个体化、家庭化及个性化，而且智慧养老的服务范围将会更加广泛。目前世界范围内，智慧养老都处于探索阶段，缺少能够借鉴的运营模式及发展经验，但可以肯定的是它将带来一次根本性的巨大变革。

◆ 智慧养老中存在的主要问题

目前，智慧养老中主要存在如下三大问题，如图 7-3 所示。

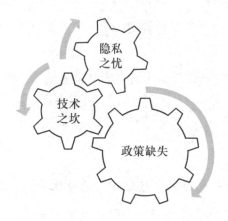

图 7-3　智慧养老中存在的主要问题

（1）隐私之忧

智慧养老模式中，服务平台将通过对老年人实施远程监测，从而实时掌握足够的老年人生活数据，比如老年人的身体状态、心理需求、饮食情况等。但平台在将这些数据传递给老年人家人的同时，也得到了老年人的大量隐私，如果这些敏感数据被不法分子加以利用，很可能会给老年人的家庭带来严重的危害。

（2）技术之坎

这主要指的是物联网领域的技术难题，主要体现在两个方面。

其一，无法对物品成分进行有效感知问题是当前制约智慧养老服务模式的一大难题。比如食品是否变质的问题。老年人的身体机能本来就相对较差，如果老年人食用了变质食物，轻则会对身体带来一定的损害，严重的则会危及生命。现有的物联网在这一领域还存在着明显不足，亟须研发人员实现相关技术方面的快速突破。

其二，在信息数据的搜集、分析及应用方面，由于现有的数据处理能力不足，无法对搜集到的数据信息进行充分利用，使养老服务的发展受到了一定的限制。比如，如今的智慧养老通过传感器传输的数据多数为血压、血糖、血脂等简单的数据，物联网在处理这种简单的数据方面已经十分成熟，但是要想在老年人患病之前进行及时的预警，恐怕还有很长的一段路要走。

（3）政策缺失

目前我国制定的与养老服务相关的标准相对较少，而且出台的标准大部分是一些以语言描述为主的建议，没有进行科学系统的阐述，在对养老服务实践活动的指导方面无法发挥出预期的效果。现行的养老服务文件缺乏整体性，没有形成智慧养老所需的一个较为完善的制度体系。

由于缺乏相关的统一标准，使得大部分智慧养老服务的提供者，都按照自己制定的相关标准来运营，导致市场中的智慧养老服务的质量差异性很大，广大消费者也无法根据智慧养老服务标准对这些服务进行有效的评判，更不用说让监管部门对其进行监管。当释放出巨大发展潜力的智慧养老获得越来越多的资本投入时，仍处于野蛮生长状态的智慧养老服务产业未来将存在着诸多变数。

◆ 智慧养老问题的相关对策建议

（1）隐私保护

智慧养老服务需要有老年人的个人数据作为支撑，必须要处理好老年人隐私权的问题。对于商家来说，应该在获得老年人及其子女同意的前提下搜集相关的数据，尽最大可能保护老年人的隐私权。对政府部门来说，则是要尽快出台相关的法律，对智慧养老服务的相关实践进行有效监管。

（2）技术突破

通过数据的搜集、整理及相关技术的不断突破，打造出智慧养老大数据产业链，从而推动整个智慧养老服务产业的健康持续发展。这将充分整合政府、企业、社会组织、个体的养老资源，为老年人提供更为优质的养老服务。通过养老大数据的深度发掘能对相关企业的实践活动进行有效指导，更让那些养老服务的投资者可以精准地抓住投资切入点，从而有效降低投资风险，进而带动整个智慧养老产业的快速发展。

（3）政策支持

首先，政府要建立公平、开放、透明的养老服务产业准入制度，那些没有危害到他人正当权益的领域都应该向全社会开放，那些本地企业可以经营的产业，同样应该允许外地企业经营。

其次，那些民营的非营利机构也应该享受到和行业中的公办机构同样的待遇。在智慧养老服务产业的初级发展阶段，给予相关企业一些政策及税收优惠，鼓励更多的社会资本进入产业之中，最终使智慧养老服务产业实现跨越式发展。

最后，建立统一的智慧养老服务相关标准，避免企业各自为政，提升产品之间的兼容性，既能减少资源的浪费，也有利于保护环境，为我国智慧养老服务的相关产品走上国际舞台打下坚实的基础。

【案例】国内外智慧养老产业的发展

我国自步入老龄化社会以来，老年人口呈现了基数大、增长快、失能化、空巢化等明显的趋势，养老已经成为事关国计民生的重要问题。而我国未富先老的国情以及家庭小型化的结构，使得本就严峻的养老问题更是雪上加霜。

春节期间是游子归家、亲人团聚的时刻，子女从远方回家陪伴家里的老人过年，这是很多独居老人每年都在盼望的时刻。然而随着春节假期的结束，儿女们为了工作开始陆续离开，有些老人甚至因此患上了"分离综合征"，更甚者因为精神空虚等心理问题发生了各种意外，让很多人都悲痛万分。

为了能够让老年人安享晚年，社会呼吁子女们应该常回家看看，经常给父母打电话，多关心父母。与此同时，越来越多的人也将目光投向了当下正火热的"互联网＋"，希望能够借助现代技术手段，缓解国家的养老压力，促进城市的可持续发展。

"互联网＋"与养老的结合，产生了一个新概念，即智慧养老。所谓的智慧养老是指借助先进的互联网技术手段，开发物联网系统平台，将居家老人、社区以及相关机构连接到平台上，实现相互之间的互联互通，从而为居家老人提供实时、快捷、高效以及智能化的养老服务。通过综合服务平台将政府、医疗机构、养老服务提供商、个人以及家庭连接起来，满足老年人多样化的服务需求。

北京、上海、广州等地已经在试点智慧养老，致力于构建多元化、多层次的服务供给体系，与此同时，智慧养老产业链也已经初露端倪。在智慧养老产业链中，智慧社区和养老地产环节受到了社会各界的广泛关注。相较于传统养老，智慧养老充分利用了信息技术高效、便捷的优势，扩大了养老服务的范围，丰富了服务的内容。

但是很多人对于这种新型的养老模式还存在很多疑虑，比如这种养老模式是否能够弥补传统养老模式的弊端？它在实际应用过程中会产生哪些问题？老年人对这种养老模式的接受程度如何，是否可以真正缓解国家的养老压力？我们可以从真实的生活场景中对这些问题进行理解和分析。

刘爷爷今年已经 81 岁高龄了，老伴在几年前已经离世，他独自在家中生活。尽管如此，他每天都有很规律的生活，并且感觉很幸福，对于很多人担心的老人独居的问题，他没有一点顾虑，这一切都要归功于智慧养老的开展。

每天早上 6:30 分，刘爷爷会按时起床，通过拨打热线电话和视频对话的方式预订早餐，20 分钟之后，就会有专职服务人员将热气腾腾的早餐送到家中，而刘爷爷可以直接刷卡付款。

吃完早饭之后，刘爷爷发现自己家里有些脏了，于是就拿起电话拨打服务热线，请专职的服务人员上门打扫，打扫工作完成之后，双方会分别在 POS 机上刷卡登记。

上午刘爷爷想去小区的花园走走，于是便带上防走失腕表出门了。在散步的时候他忽然想起了自己的大女儿，于是就拿出 GPS 定位手机一键拨打电话，与大女儿视频聊天之后，走到了社区助餐点去吃午饭。

吃完午饭之后，刘爷爷回家午休，而儿子正好想要知道父亲在干什么，于是打开手机，用账号密码登录之后，通过家中的安防设施看到父亲正在休息，于是放心地去工作了。午休结束后，刘爷爷感觉自己仍然有点累，便语音取消了昨天预约的专职人员超市购物陪同服务。

傍晚的时候，刘爷爷的二女儿来到家中吃晚饭，吃饭之后，二女儿拿出智能无线电子血压计替刘爷爷测量了血压，在与前几次进行对比之后发现血压无异常情况，于是便放心地回家了。二女儿走后，刘爷爷去洗澡准备休息，于是便使用智能助浴设备进行了冲洗，然后睡在了智慧医疗床上。在休息的同时，智慧医疗床还可以监测刘爷爷的睡眠质量，同时还能防褥疮。

以上描述的日常生活场景充分发挥了先进技术的功能，可以让儿女们时刻了解父母的身体状况，并尽量抽出时间陪伴父母。

尽管这样的生活场景很吸引人，但是大家最关心的还是费用问题，老年人与子女能否承受这些费用，政府能否提供相应补贴。有调查显示，老年人愿意尝试智慧养老生活有 4 个前提条件，按照重要程度依次为优惠和补贴、有专业人员的帮助、免费使用设备的场所、为个人定制的培训班。

目前上海的智慧养老服务尚处在起步阶段，还没有明确的服务补贴规定。在智慧养老服务领域进行布局的企业甚众，各个企业进入这一领域的切入点也不一样，有的从传统服务入手，有的则从硬件供应上切入。居民大多是通过自费的形式来享受这种智慧养老服务。为了降低服务成本，吸引更多的居家老年人，提供智慧养老服务的企业要么通过交叉补贴的商业模式开展各种优惠活动，要么使用民非组织身份享受一些减免税收的优惠，从而更好地满足产品拓展的需求。

根据相关政策，在传统养老模式中只有两种情况可以享受政府补贴，一种是老年人的身体机能已经达到老年人照护体系的标准，这部分老年群体可以进入价格低廉、服务水平较高的公立养老院享受专业的看护；另一种是城市低保户或者是低收入家庭中的失能失智老人可以获得相应的养老补贴。

总之，上海对养老服务方面的补贴需要依据老年人的经济收入、身体照护等级以及高龄等情况，并据此形成了梯度化的养老服务补贴机制。

相对来看，一些发达国家由于较早地进入了老龄化社会，因而在养老服务方面已经形成了比较全面而成熟的政策。在英国，老年人只要经过地方政府的一系列评估之后，就可以选择居家远程护理。另外，还可以免费获得由政府提供的设施设备，以满足自己的护理需要，包括远程监护设备、通信设备、康复设备、居住类护理设备等。

其中，远程监护设备包括在家庭中安装的警报器、防止滑跌的监测器、穿戴式警报器、低位监测器、癫痫发作监测器等。而英国政府会根据老人的收入、失能程度以及税收状况承担相应的服务费用。

一直以来，日本在国内推行涵盖居家护理服务以及设备护理服务的长期护理保险制度，为老年人提供长期持续的养老服务费用，并通过经济以及福利政策，激活了老年人的消费欲望，构建了比较完整的福利体系。除了积极鼓励养老服务提供方采用先进的技术手段提高服务质量外，日本还积极推动智慧居家养老服务，并逐渐形成了独具特色的"东京模式"。

智慧居家养老社区为老年人提供全年、全天候的综合服务窗口。在老年人综合住宅区中充分利用各种技术设备，全面了解老人的身体状况并进行及时的救护。老年人综合住宅中不仅有危险呼叫警报器，同时还配备有智能坐便器等智能产品，通过智能产品的智能传感功能，可以监测老人的血糖、血压以及身体脂肪等数据。

另外，通过智能设备收集到的数据都会在第一时间通过互联网设备，发送给家庭医生。这样一来，独居老人不仅可以享受到细致、周到的服务，同时也可以更加安心地享受独居的晚年生活。

从国外在智慧养老方面的发展可以看出微观层面政策设计具有重要的价值。老年群体具有鲜明的消费特征，既有一般人的消费需求，如就餐、出行，也有这个群体特殊的需求，例如，失能失智老人需要一些专业的护理和照料。

但是由于受到国内长期以来形成的公共服务福利思维的影响，加上公立养老服务的价格相对较低和老人退休后工资普遍较低的原因，尽管很多家庭对智慧养老产品充满憧憬，但是却往往在高成本面前望而却步。这也代表着从事智慧养老产业的企业未来还有很长的一段路要走，应该时刻保持清醒，不断提升自己的核心竞争力，有效降低成本，让更多的居家老人有机会享受到智慧养老带来的便利。

【案例】广内街道：打造新型的智慧养老社区

"互联网＋"的概念被提出之后，便以迅雷不及掩耳之势席卷了各个行业和领域，再加上媒体的大量报道，一时之间，"互联网＋"成为一个炙手可热的名词。越来越多的企业家和行业巨头开始使用互联网思维进行战略布局和行业规划。而作为新蓝海的养老产业，也正在借助"互联网＋"的热度和高度发达的信息技术实现迅速发展，并展现出了巨大的发展潜力。

社区作为连接养老市场与老年人的桥梁，成为众多看好养老产业未来的企业瞩目的焦点。已经有多个地方的社区成为探索信息化养老服务模式的热点，那么"互联网＋"在促进社区居家养老服务发展中发挥了哪些作用？下面，我们将围绕"互联网＋"在养老产业中的应用探索"互联网＋养老"模式。

◆ **大数据：提升养老服务智慧化水平**

以北京西城区广内街道为例，该街道的老龄化形势非常严峻，老年人口比例占到了街道总人口的 27.5%，养老服务资源分散，内容单一，社会力量参与弱，养老供需矛盾日益加剧。在互联网思维的影响下，广内街道利用先进的物联网信息化技术，在社会化养老服务团队的支持下，建立了虚拟养老院。

所谓的虚拟养老院就是通过对老年人信息的采集，将分散居住的老年群体集中到虚拟养老院中，并充分调动政府、社会组织、企业、专业人士以及志愿者资源，以老人的需求为核心，提供多元化的养老服务，包括家政服务、日常生活照料、精神慰藉等。

基于互联网平台的养老服务，数据的采集是关键的一环。广内街道社区内的老年人数据库、呼叫系统等是搭建信息化养老服务平台的重要基础。

有数据显示，老年人数据库已经采集了 19676 名 60 岁以上老年人的个人信息和需求，包括 40 多项内容。数据库中的内容实行动态管理，并且会及时进行更新。

数据库对老人最大的好处就在于可以在第一时间为老人提供服务，比如当老人入院时，可以在第一时间告知老人关于护理以及医疗报销等问题；在老人生日或者一些重大节日的时候，可以第一时间发去祝福；在老人达到 60 岁、65 岁、80 岁、90 岁前，提醒老人办理老年证、老年优待证，领取养老助残券、高龄补贴，让老人可以在第一时间享受到优惠。

通过社区服务中心的呼叫中心，老人只要拨打养老服务电话就可以享受上门送餐、家政服务、电话转接、政策咨询等服务。出于对老年人已经习惯使用电话的考虑，社区在搭建网络平台之外又设立了一个呼叫服务中心，可以更加方便老人。

不熟悉网络的老人只要通过电话终端产品"e 键通"，就可以一键呼叫，享受到相应的服务。这种电话终端产品的按键设置非常简单，只需按一个电话键就可以享受到子女亲情呼叫、120 急救呼叫、在特定医院预约挂号、家政等服务。

"e键通"是政府在探索智能居家养老模式中，运用现代物联网技术以及信息化开发手段打造的终端产品。该款产品整合了联通等社会资源，以政府购买服务、委托社会化运作的方式，为社区内的老人提供养老服务。目前，"e键通"已经在广内街道实现了推广应用，而且社区卫生服务中心的部分医生也已配备有"e键通"，当老人身体发生不适时，可以在第一时间联系到社区医生，得到救护。

◆ 线上平台：打造信息化养老服务模式

住在康乐里社区的老年人，每天晨练完回家，基本都会打开电脑浏览"广内生活家"网站，看看哪家商店有自己需要的商品正在打折，省去了去商场收集彩页的麻烦。

"广内生活家"是一个由广内街道建立的网站，网站每天都会更新各种各样的信息，涵盖了老人的衣食住行，每个板块还都有一个有趣的名字，比如乐享、乐购、乐聚、乐游等。截止到2014年年底，"广内生活家"网站的点击数已经达到了6.42余万次，老人足不出户，就可以利用网络和电话享受到便捷的服务。

下一步，社区将会对生活家网站上的一些服务商家的服务进行第三方评估，并对商家进行分类管理，从而提升商家的整体服务水平。对于老人不太常用的商家服务，社区将会与其进行沟通协商，鼓励他们能够以其他方式提供养老服务。

通过一部电话、一台联网的电脑，老人就可以轻松购物、享受居家养老服务，信息化养老服务模式已经渐成雏形。

◆ 实体配套：进一步推动智慧养老的落地

硬件设施、服务资源的建设配套是虚拟养老服务真正实现落地的关键，广内街道通过建立老年人数据库以及呼叫中心等服务系统，充分掌握了社区内老年人的需求，并通过对各类社会资源的收集和整合，建立了提供养老服务的多种实体机构，不仅满足了老人多样化、个性化的服务需求，而且将这些实体机构的服务与老人的需求结合起来，实现了互联网与养老服务的有效对接。

在街道的百姓生活服务中心，已经入驻了多家提供生活服务的商家，比如超市、理发店、家政服务中心、餐厅、果蔬商店等，其中有许多商家已经接入了手机 APP 应用中，用户可以使用手机 APP 在线选购，商家将会在最短的时间内上门配送。这样一来，也就为出行困难的老人解决了"买菜难、购物难"的问题了。

通过加强养老服务实体以及硬件设施的建设，将其逐步接入互联网应用中，可以为将来的社区养老提供更多的便利，进一步推动虚拟养老的落地。

截至 2015 年年底，我国 60 岁以上的老年人口已经达到了 2.22 亿，占到了人口总数的 16.1%，预计到 2053 年，我国老龄人口数将达到 4.78 亿左右，占总人口的 35%。面对规模庞大的老龄化人口以及不断加快的老龄化速度，为了满足日益增加的养老服务需求，养老服务产业积极拥抱"互联网 +"的做法，愈发显得意义重大。

广内街道在信息化养老上的探索和实践，目前已初见成效，虚拟养老的雏形初露端倪。相信未来随着信息技术的不断发展以及社区硬件设施的加强，中国会出现更多像广内街道一样的养老服务单元，并将在养老服务产业中大放异彩。